MOLIÈRE ET GUI PATIN

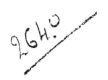

NANCY, IMPRIMERIE BERGER-LEVRAULT ET Cie.

MOLIÈRE

ET GUI PATIN

PAR

LE Dr F. NIVELET, ✳, O ⚜

PARIS

BERGER-LEVRAULT ET Cie, ÉDITEURS

5, RUE DES BEAUX-ARTS 5

MÊME MAISON A NANCY

—

1880

La première partie de cette étude, *Molière et Gui Patin*, a paru d'abord, sous forme d'articles *Variétés*, dans la *Revue médicale française et étrangère*.

La publication actuelle vient la compléter.

C'est surtout en ce qui concerne Gui Patin, beaucoup moins connu que Molière, que l'auteur a pu enrichir ses recherches de nouveaux documents, puisés, pour la plupart, dans les lettres de l'ardent défenseur des doctrines et des droits de la Faculté de Paris. Cette mine étant inépuisable, il n'a eu qu'à en choisir les filons les plus fins et les plus délicats.

D'un autre côté, son premier travail avait été fait d'un seul jet et dans un résumé succinct pour chaque question qu'il avait voulu traiter. Il fallait laisser à ce résumé son caractère et craindre les surcharges.

C'est d'après cette considération qu'a été instituée la deuxième partie qui se rattache au sujet primitif. On reconnaîtra, au point de vue des disputes médicales du xviiᵉ siècle, tout ce qu'a de rationnel un rapprochement entre Gui Patin et Théophraste Renaudot.

La troisième partie ne concerne plus que Gui Patin seul. A ceux qui n'ont pas le loisir de lire toutes ses lettres, ce complément pourra donner une idée de la manière de penser et d'écrire de ce satirique trop peu connu.

MOLIÈRE ET GUI PATIN

L'auteur avait lu Molière bien des fois; il avait admiré la haute portée de ses observations, les riches couleurs de ses portraits, la limpidité de son style, les heureuses combinaisons de ses moyens dramatiques; il s'était délecté aux saillies de son imagination, aux délicieuses finesses de son esprit, à l'imprévu de ses malices, quand le hasard fit tomber entre ses mains deux volumes d'une vieille édition des Lettres de Gui Patin.

Ici, il se vit entraîné par un aimant d'un autre genre. Il y rencontra surtout l'érudit, le grand admirateur des *Saumaise,* des *Scaliger,* des *Grotius,* de tous les vrais savants de son temps et des époques antérieures, mais aussi le fustigateur impitoyable des réputations mal fondées, des vanités ambitieuses. Il vit dans ces Lettres-Journal l'Aristarque embrassant d'un coup d'œil les hommes et les choses de son époque : magistrature, noblesse, clergé, corporations religieuses, rivalités loyolites et jansénistes, disputes médicales incessantes, histoire et menées de la cour, vénalités mazarines, faits de politique courants ; car si Gui Patin ne fut pas *frondeur* militant dans la rue, il le fut dans les réunions intimes et dans son cabinet.

Certes, les dissemblances qui existent entre les deux satiriques qui ont vécu et écrit à la même époque, sont des plus accentuées. Molière dut être, par la force de sa profession, l'homme de la société, du monde, de la cour, et surtout l'homme de son Théâtre. — Gui Patin, en dehors de sa clientèle, de son professorat au collége royal, de ses obligations envers la Faculté, fut, avant tout, l'homme de son étude et de sa riche bibliothèque. Sès relations, assez rares, avec Gassendi, celles plus fréquentes avec le premier président Lamoignon et avec son académie de savants, semblent constituer les principales distractions qu'il donnait à son existence médicale. Trois volumes de correspondances avec les seuls médecins de Dijon, de Beaune et de Lyon, font supposer combien d'autres ont été perdues. Tout dénote donc, dans cette personnalité si originale, une vie intellectuelle active et fiévreuse.

Si Molière fut, dans ses satires, l'écrivain fin, délicat, au style correct, distillant ses malices en des périodes mesurées au terme desquelles la flèche atteint son but, Gui Patin, lui, homme de la fougue, néglige quelquefois sa plume pour arriver, dans ses critiques bilieuses, à l'emporte-pièce, à la griffe du lion, comme l'a dit Réveillé-Parise.

M. L. Moland, dans ses études sur Molière, lui applique la qualification heureuse de « *grand justicier des travers de son temps* ».

On en pourrait dire autant de Gui Patin. Mais, il y a cette nuance : que Molière fut, le plus souvent, un juge modéré et délicat dans ses formes, tandis que Gui Patin heurte avec rudesse, quelquefois avec brutalité.

Si les satires de Molière contre la médecine et les médecins de son temps ont besoin de pièces justificatives, c'est dans Gui Patin qu'on en trouve. Le bilieux docteur ne se doutait guère, en écrivant ses Lettres, que certaines de ses critiques pourraient retomber sur lui-même. D'autres médecins que nous citerons dans le cours de notre étude apporteront aussi leur appoint dans la question.

Cette première partie comprendra :

1° L'exposé succinct des doctrines médicales ayant cours au temps de Molière et Gui Patin. A ce sujet, se reliera nécessairement le rôle des hommes les plus remarquables qui prirent part aux luttes de cette époque ;

2° L'appréciation des satires anti-médicales de Molière;

3° On essaiera de démontrer, contradictoirement à des idées généralement admises, que l'animosité de Molière, contre la médecine et les médecins, a pu être excitée par des rancunes personnelles, et qu'elle a dû subir certaines instigations de son entourage.

Iʳᵉ PARTIE

VUE GÉNÉRALE SUR L'ÉPOQUE DE MOLIÈRE

—

Sᴏᴍᴍᴀɪʀᴇ. — L'époque de Molière fut une époque de transition pour la philosophie, la médecine, les sciences. — Le besoin de disputer la caractérise. — Les types médicaux les plus grotesques posaient devant Molière. — Aperçu sur les doctrines médicales régnantes. — Leur incohérence et leur confusion.

L'époque de Molière, c'est-à-dire la période médicale qui correspond à l'existence dramatique de ce grand génie, est l'une des plus curieuses à étudier, sous le double point de vue de la science et des mœurs professionnelles.

Confuse, embrouillée, sous le rapport scientifique, comme le sont toutes les époques de transition, elle s'offre tout d'abord à l'esprit comme dépourvue d'intérêt ; mais la réflexion fait bientôt comprendre que ces temps de controverses passionnées, de disputes haineuses, préparaient l'avènement des systèmes modernes, en secouant les restes du moyen âge.

C'est, en philosophie, l'époque remarquable où la

scolastique, quoique entravée encore par son servilisme pour *Aristote,* achevait de secouer le joug de la théologie dont elle s'était proclamée trop longtemps la très-humble servante...; où les idées innées de *Descartes* et les tourbillons qu'il jetait dans le monde des penseurs, venaient étonner, stupéfier la routine péripatéticienne.

C'est, en médecine, l'époque la plus chaude de cette lutte acharnée, où les doctrines arabes se débattaient sous les étreintes du dogmatisme scientifique : d'un côté *Galien* et son rationalisme pour drapeau; de l'autre, *Paracelse* et son mysticisme pour étendard.

C'est l'époque où le fougueux *Van Helmont* intervenait dans ces luttes, avec ses archées, avec ses ferments qui, dans les mains habiles de *Sylvius de Le Boë,* servaient à l'édification de la chémiatrie allemande.

C'est l'époque où la chimie, sortie à peine de ses langes, mais sentant sa force et comprenant son avenir, se faisait majeure, et imposait à la thérapeutique médicale ses combinaisons empiriques ou ses théories préconçues.

C'est l'époque, enfin, où l'anatomie avait tous les jours quelque chose à apprendre, et où les connaissances physiologiques se trouvaient bouleversées par les découvertes de *G. Harvey* sur la circulation du sang.

Voilà pour la science!

Sous le rapport des goûts, des habitudes, des passions, n'est-ce pas l'époque où les écoles, développant jusqu'à la manie l'esprit de controverse, faisaient trôner le syllogisme dans les chaires et consacraient dans la société même, la tyrannie du mot : *Ergo !*

N'est-ce pas l'époque intolérante qui, portant encore dans son sein de nombreux vestiges de la barbarie et des préjugés du moyen âge, élevait entre les professions et quelquefois entre les individus d'une même famille les questions de préséance les plus irritantes?

N'est-ce pas l'époque où l'École de médecine, orgueilleusement élevée sur ses priviléges, humiliait, par tous les moyens imaginables, l'École de chirurgie, sa sœur?

N'est-ce pas l'époque où l'esprit de système rendait des arrêts contre les sectes rivales, et reportait sur une profession, sur la pharmacie, la haine qu'il déployait contre certains médicaments?

Enfin, et sous un autre point de vue, n'est-ce pas l'époque méprisable où la vénalité de Mazarin avait mis à l'encan les places et les emplois les plus importants et les plus honorables; où l'incapacité de l'homme devait faire ressortir l'odieux et le ridicule de sa position éminente; où le vrai mérite méconnu ne pouvait exhaler que de la bile et des sarcasmes contre d'indignes rivaux?

Ce tableau, tracé à grands traits, suffirait pour

faire comprendre le grotesque des types médicaux qui posaient devant Molière et l'exubérance de couleurs dont il a chargé ses portraits.

Si, de plus, nous reportant par la pensée à cette époque mémorable, renseigné par la lecture des mémoires du temps, des libelles, des pamphlets, des lettres intimes, nous remettons en action ces mœurs médicales et l'appareil extérieur qui les affublait; si nous assistons à une consultation bien dogmatique, à une dispute d'école, animée par l'amour-propre, par la passion, à une plaidoirie pour les priviléges professionnels, à une diatribe contre l'antimoine et les pharmaciens... oh! alors, il nous semblera voir le grand peintre, muni de ses riches pinceaux, saisir les types à son aise, le sourire sur la bouche, et nous serons forcé de reconnaître que, dans ses tableaux, Molière a le plus souvent pris la nature sur le fait.

Rechercher, dans les scènes de la vie publique du dix-septième siècle et en dehors d'elles, les sources où Molière puisa le sel de ses satires médicales nous a paru un sujet intéressant pour le médecin et pour le littérateur. Mais avant d'aborder cette matière délicate, il est indispensable d'y préparer le lecteur par l'examen des questions suivantes :

Quelles étaient, au temps de Molière, les doctrines médicales régnantes ?

Quels furent le caractère et le mérite particulier des

hommes les plus remarquables qui prirent part aux luttes de cette époque?

Ces questions formeront le programme de cette première partie.

Au premier abord, il paraît difficile de débrouiller, dans ces temps d'anarchie scientifique, la ligne plus ou moins précise suivie par chaque praticien. Tel, dans ses écrits, invoque *Galien,* mais sacrifie en même temps au paganisme de *Paracelse,* emprunte aux Arabes leurs talismans et leurs anneaux constellés, et se fait astrologue avec *Cardan.*

Tel encore expose avec amour ses théories humorales, mais par une alliance monstrueuse pour l'époque les combine avec les théories vitalistes, van helmontistes ou autres.

Celui-ci applique à tort et à travers une polypharmacie incohérente, mais rationalise sa pratique, et, par ses explications saugrenues, repousse au moins la qualification d'empirique.

Celui-là se fait un bouclier des noms d'Hippocrate, de Galien, de Fernel, mais resserre toutes ses théories dans les vues étroites des *Botalistes.*

Tous, ou presque tous, tiennent Hippocrate pour divin, mais tous sont bien loin d'éviter, comme lui, les vaines spéculations, et de se retrancher exclusivement dans l'observation, dans l'expérience.

Tous raisonnent, disputent, ergotisent dans les

chaires, dans les livres, dans les conversations, dans les lettres intimes, tous affichent leur prétention au dogmatisme..... Et pourtant, chaque homme ou chaque petite réunion d'hommes forme une secte distincte. Chaque secte a tendance à injurier par un mot : Charlatans! les sectes rivales. Tous accusent d'ignorance leurs adversaires, nient leur bonne foi et imputent à des sentiments honteux, le plus souvent à l'amour de l'or, leurs fausses convictions.

Cependant, au milieu de ce chaos d'opinions si dissemblables et animées trop souvent par l'amour-propre et l'envie, on parvient à saisir, entre les praticiens, des affinités qui permettent de les classer en deux catégories distinctes : les Dogmatiques et les Éclectiques.

LES DOGMATIQUES. — L'ÉCOLE DE PARIS.
GUI PATIN.

Les doctrines de Galien, conservées et apportées en Europe par les Arabes, au moyen âge, avaient pu fournir, pour un temps, un aliment suffisant aux esprits avides d'instruction et de science.

Basées sur des phénomènes organiques apparents et appréciables, assaisonnées de vues abstraites et métaphysiques et accompagnées surtout des brillantes subtilités de la philosophie d'Aristote, elles avaient le grand avantage de satisfaire, à la fois, les esprits positifs et d'ouvrir aux imaginations un champ suffisamment vaste. C'était du dogmatisme, mais tellement tempéré par la diversité de ses vues et de ses principes, qu'il excitait souvent les plus vives oppositions entre ses adeptes les plus fervents.

Au temps de Molière ces doctrines, heurtées antérieurement par *Paracelse*, et ébranlées alors par *Van*

Helmont, s'étaient réfugiées surtout dans l'École de Paris. Défendues, dans le siècle précédent, par *Fernel* et *Duret,* elles avaient alors pour grand prêtre *Riolan* et son entourage passionné.

Mais il faut le reconnaître, cette dévotion de l'École de Paris était plus apparente que réelle ; elle existait dans les querelles, dans les disputes, bien plus que dans les faits pratiques. Le nom de *Galien* était alors une arme puissante à opposer aux partis rivaux. Si l'École de Paris s'en servait pour combattre l'École de Montpellier, on peut dire que celle-ci, dans son Éclectisme, respectait plus et appliquait mieux les préceptes du médecin de *Pergame.*

Il est curieux de voir, dans les écrivains de cette époque, combien sont absolues les prétentions que chaque secte affiche pour ce mot si rempli d'orgueil, lorsqu'il s'applique aux sciences de spéculation: Dogmatisme !

L. Meissonnier, l'extravagant médecin de Lyon, qui traite *des maladies spirituelles ; — des influences astrales ; — de l'intervention des anges dans nos affections et nos guérisons,* a soin d'intituler son ouvrage : *Cours de médecine selon les principes tant dogmatiques que chimiques.*

Certes, ses folles théories l'autorisaient à accaparer pour lui seul ce grand mot.

Gui Patin, l'esprit le plus incisif et l'un des prati-

ciens les plus érudits de cette époque, élève aussi,
pour lui-même et pour ses amis de l'École de Paris,
d'incessantes prétentions au titre de médecin dogmatique. Il le refuse hautement à ceux qui, tout en
professant les doctrines galéniques, se laissent aller
aux idées nouvelles, chimiques ou autres.

On pourrait croire, en voyant son animosité contre les moindres dissidences, et son adoration pour
Fernel et *Galien,* qu'il suit exclusivement et à la lettre les principes de ces hommes célèbres.

Il n'en est rien pourtant, et, dans ce sens, il ne se
montre pas lui-même plus dogmatique que ceux qui
se trouvent en butte à ses virulents sarcasmes.

En 1663, il écrit, à propos du Traité des fièvres
de Sennert :

Cet ouvrage est une belle ville pour y passer ; *Galien* et
Fernel, pour y demeurer. Ces deux derniers contiennent
une doctrine ferme et constante dans laquelle il faut mourir, jusqu'à ce que Dieu nous ait fait voir le contraire par
quelque grand miracle ; à quoi il n'emploiera jamais nos
nouveaux empiriques, ni tels prophètes qui ne font que du
bruit et ne sont bons qu'à faire sonner les cloches.

Mais, en 1669, il ajoute :

Les beaux et bons secrets de notre métier sont dans les
aphorismes et les pronostics d'*Hippocrate* et dans la méthode de *Galien,* avec le livre de la saignée ; que si cela ne
suffit pas, qu'on y ajoute le *Botal.*

Voilà son système avoué !... Quoi qu'il puisse pré-
tendre dans toutes ses lettres, il ne se montre pas

plus dogmatique, dans le sens galénique, que ne
le font eux-mêmes *Guénaut, Valot, Rivière* et tant
d'autres contre lesquels il récrimine sans cesse.

La grande différence qui existe entre eux, comme
praticiens, provient de l'interprétation qu'ils donnent
aux principes de *Galien* lui-même. Les uns voient
dans la plupart des maladies un état de pléthore hu-
morale, et concluent aux évacuants; les autres, un
état de pléthore sanguine, et concluent à la saignée.

Nos Parisiens, dit Gui Patin, font peu d'exercice, boivent
et mangent beaucoup et deviennent fort pléthoriques. En
cet état, ils ne sont presque jamais soulagés de quelque
mal qu'il leur vienne, si la saignée ne marche devant puis-
samment et copieusement.

Ailleurs il ajoute :

Pour la fréquente saignée qui se fait ici, c'est la débauche qui est universelle, et la trop bonne chère qu'on fait
qui nous y oblige. Nous ne saignons point par coutume,
mais par nécessité, par règles et par indications. Les pré-
tendus réformateurs et législateurs se plaignent toujours et
n'avancent rien pour cela. Ce n'est pas grand'chose de dire
à un homme qu'il n'est pas dans le bon chemin ; il faut lui
montrer quel chemin il doit tenir. Quelques étrangers blâ-
ment nos fréquentes saignées, qui n'en savent ni la cause
ni le fruit, pas même la nécessité. Si nous saignons trop,
qu'ils nous donnent le moyen de nous en abstenir ; et quel
autre remède peut être mis en usage au lieu de la saignée....?
En attendant, laissons parler les mécontents. Dieu laisse
bien vivre les tyrans, les usuriers et les jureurs de son saint
nom.

Son dogme de la saignée n'a pas d'autres arguments.

Ne fallait-il pas que les vues systématiques de l'École de Paris fussent poussées jusqu'à l'aveuglement, pour que Gui Patin croie devoir rapporter, comme concluantes en faveur de la saignée, les observations suivantes :

PREMIÈRE OBSERVATION.

Environ l'an 1633, *M. Cousinot*, qui est aujourd'hui premier médecin du roi, fut attaqué d'un rude et violent rhumatisme, pour lequel il fut saigné soixante-quatre fois en huit mois, par ordonnance de M. son père et de *M. Bouvard*, son beau-père. Après avoir été tant de fois saigné, on commença à le purger, dont il fut fort soulagé, et en guérit à la fin. Les idiots qui n'entendent pas notre métier s'imaginent qu'il n'y a qu'à purger, mais ils se trompent ; car si la saignée n'a précédé copieusement pour réprimer l'impétuosité de l'humeur vagabonde, vider les grands vaisseaux et châtier l'intempérie du foie qui produit cette sérosité, la purgation ne saurait être utile.

DEUXIÈME OBSERVATION.

J'ai, autrefois, traité en cette ville un jeune gentilhomme de sept ans, qui tomba dans une grande pleurésie pour s'être trop échauffé à jouer à la paume, ayant même reçu dans le jeu un coup de pied au côté droit, qui provoqua la fluxion plus grande. Son tuteur haïssait fort la saignée, et je ne pus opposer à cette haine qu'un bon conseil, qui fut d'appeler encore deux de nos anciens, *MM. Seguin* et *Cousinot*. Il fut saigné treize fois et fut guéri dans quinze jours, comme par miracle. Le tuteur même en fut converti.

TROISIÈME OBSERVATION.

J'ai vu depuis peu, en consulte, un gentilhomme breton âgé de dix-neuf ans, naturellement fort dévot, qui devint dans peu de jours mélancolique, et à cette mélancolie succéda une espèce de manie avec une fièvre continue et des convulsions effroyables. Un moine avait peur qu'il ne fût possédé. Il est vrai qu'il avait un grand scapulaire. Il fut si rudement tourmenté de ce démon de fièvre continue, qu'il en devint frénétique et qu'il fallut le lier. A ce délire frénétique succédèrent deux autres symptômes, des mouvements épileptiques et une passion hydrophobique, comme ceux qui ont été mordus d'un chien enragé, avec la soif et l'aversion des choses liquides. Pour tout cela, il fut saigné des bras et des pieds jusqu'à vingt-deux fois. Il fut purgé de plus de quarante lavements et d'environ trente apozèmes purgatifs avec la casse et le séné, auxquels nous ajoutâmes à la fin le sirop de roses et de fleurs de pêcher, avec tel succès qu'enfin il est tout à fait guéri et remis en son bon sens. Il y a bien des gens qui crient au miracle de moindres événements ; mais la nature seule, la connaissance des maladies et l'application des bons remèdes vont bien loin.

Ces trois observations auxquelles il donne, dans ses lettres, un caractère de haute signification, prouvent certainement que la saignée a pu aider à ces guérisons. Mais il fallait être dominé par une idée bien fixe, pour n'y voir que sa puissance miraculeuse, et ne rien accorder à la purgation, à la révulsion intestinale et à la force médicatrice de la nature.

Le dégoût que Gui Patin éprouve pour la polypharmacie, l'acrimonie qu'il répand contre ceux qui s'y livrent, s'expliquent et se justifient par la confusion que la multiplicité des drogues jetait alors dans la thérapeutique, confusion telle, que, même dans le public, elle servait alors de texte aux détracteurs de l'art médical. *Montaigne* n'avait-il pas eu raison de dire, dès avant cette époque :

« De tout cet amas, ayant fait une mixture de breuvage, n'est-ce pas quelque espèce de rêverie d'espérer que ces vertus s'aillent divisant et triant de cette confusion et mélange, pour courir à charges si diverses? Je craindrais infiniment qu'elles perdissent ou échangeassent leurs étiquettes et troublassent leurs quartiers. »

Certes, on comprend qu'un homme amoureux de son art, et pénétré de la dignité de sa profession, comme l'était Gui Patin, se soit révolté contre ces formules incohérentes, ressources ordinaires du charlatanisme qui, de tout temps, a su trouver en elles le moyen d'étaler une fausse science.

Cependant, pour s'expliquer ses agressions incessantes contre la plupart des praticiens de son temps, et surtout contre les médecins de la Cour, il faut tenir compte aussi des sentiments de rivalité, de jalousie même qui l'animent trop souvent.

La saignée de la petite Madame, fille du Roi (1663), a été ici fort blâmée. Les princes sont malheureux en médecins ; *Blaise de Montluc*, maréchal de France, l'a fort bien remarqué dans ses Commentaires. L'éducation de *Louis XIII*, la mort de *Gaston,* duc d'Orléans, son frère, et celle de *Mazarin* en rendent de grands témoignages. Cette petite Madame n'est morte que d'un coup qu'elle avait eu à la tête, qui avait fait un ébranlement du cerveau et qui lui a causé les convulsions et la mort. Donc elle n'avait pas besoin de saignée. Il y a bien des gens qui ressemblent à ce peintre dont Pline a parlé, qui ne pouvait pas s'empêcher de mettre toujours la main à ses tableaux. Quand un tableau est bien fait, il n'y faut plus toucher. Il ne faut faire des remèdes qu'à ceux qui en peuvent être soulagés, de peur, comme dit *Celse,* de diffamer des remèdes qui ont été salutaires à plusieurs autres, et il fallait simplement s'en tenir au pronostic... J'ai fait saigner autrefois un enfant de trois jours pour un érysipèle qu'il avait à la gorge. Il est encore vivant, âgé de trente-cinq ans. Il est capitaine dans Dunkerque. J'ai fait saigner le fils de *M. Lambert de Thorigny,* le soixante-deuxième jour de sa vie, qui a aujourd'hui dix ans. L'application des grands remèdes dans un âge si tendre demande beaucoup de jugement. *Guénaut* ne sait tantôt plus ce qu'il fait ; il n'a ni mémoire ni jugement : il n'a plus que l'avarice et de l'ambition dans l'esprit : c'est grand'pitié que vieillesse.

Cette critique, trop vague et trop déclamatoire, est loin d'éclairer le fait en question. Elle prouve seulement que, dans toute occasion, les dogmatiques trouvaient à mordre contre leurs adversaires.

C'est le propre de l'esprit de système, de mettre hors du sens ceux qu'il domine, et de les rendre injustes à l'égard de toute dissidence ou de toute nouveauté.

Combien d'hommes célèbres, s'ils vivaient de nos

jours, auraient à rougir de la passion qu'ils ont déployée contre des découvertes qui font aujourd'hui la gloire de la science et de la civilisation!

Il serait difficile de comprendre la violence et la haine de Gui Patin contre les chimistes de son temps, contre les hommes qui préparaient les principaux fondements de la médecine actuelle, si l'on ne rappelait les rêveries alchimiques et cabalistiques qui entourèrent cette science au berceau, et combien elles furent propres à exciter le dégoût des esprits positifs.

Certes, il devait être difficile aux vrais philosophes de prendre au sérieux les recherches d'hommes qui, pour la plupart, s'enfermaient dans leurs laboratoires dans l'espérance d'y découvrir un remède universel ou la pierre philosophale!

Et puis, le charlatanisme effronté et ignorant n'était-il pas là encore, comme nous le voyons aujourd'hui, pour fausser impudemment l'application de toute idée nouvelle et jeter la déconsidération sur les travaux les plus consciencieux et les plus honorables?

Il faut ces réflexions sans doute pour justifier Gui Patin de l'animosité qu'il déploie contre des hommes d'un mérite incontestable, ou des découvertes d'une utilité réelle.

Il ose dire de Van Helmont:

C'était un méchant pendard flamand qui est mort enragé

depuis quelques mois. Il n'a jamais rien fait qui vaille : j'ai vu tout ce qu'il a fait. Cet homme ne méditait qu'une médecine toute de secrets chimiques et empiriques, et pour la renverser plus vite, il s'inscrivait fort contre la saignée, faute de laquelle pourtant il est mort frénétique.

La postérité, moins injuste, a cassé ce jugement de Gui Patin, en plaçant Van Helmont au rang des hommes de génie.

Le passage suivant fait voir aussi par quelles tristes raisons les dogmatiques ont pu repousser le quinquina à son apparition en Europe.

Cette poudre de Kinakina n'a, par deçà, aucun crédit. Les fous y ont couru parce qu'on la vendait bien cher : mais l'effet ayant manqué, on s'en moque aujourd'hui. J'avais traité une fille de la fièvre quarte, si heureusement que l'accès était réduit à deux heures seulement. Sa mère impatiente, ayant entendu le bruit que faisait cette poudre des jésuites, en acheta une prise 40 francs, dont elle avait grande espérance à cause du grand prix. Le premier accès, après cette prise, fut de dix-sept heures et beaucoup plus violent qu'aucun autre qu'elle eut auparavant : aujourd'hui, cette mère a peur de la fièvre de sa fille et a grand regret de son argent. Voilà comment le monde va, qui n'est qu'un sot et veut être trompé. Cette poudre est fort chaude et ne purge en aucune façon. Ils disent qu'elle est diaphorétique. Ce sont des fictions aussi bien que tout ce que l'on dit de la chair des vipères, dont peu de nos gens se servent, si ce n'est les suppôts des apothicaires.

Ce passage date de 1653.....
Verrons-nous une amende honorable dans le sui-

vant, qui est de 1661, et que nous rapportons à cause des vues intéressantes qu'il présente sur les fièvres quartes ?

Le quinquina ne fait point ici de miracles ; quand le corps est bien déchargé par la saignée et les purgatifs, il peut, par sa chaleur, résoudre ou absorber le reliquat de la matière morbifique : à moins que cela, il ne fait qu'échauffer. Ceux même à qui il a fait cesser la fièvre, n'en ont pas été tout à fait guéris, car elle est revenue, quoiqu'ils eussent été bien purgés. L'opiniâtreté et la durée de ces fièvres quartes viennent de la disposition mauvaise et presque carcinomateuse de la rate, qui occupe sa propre substance. Je n'ai jamais donné du quinquina. J'en ai vu qui, pour s'y être trop fiés, sont devenus hydropiques. Je ne voudrais point purger dans le fond de la fièvre quarte : il me semble que ce serait trop hasarder. Mais je purge souvent à la fin de l'accès avec beaucoup de succès. Même dans la grande chaleur, je leur fais quelquefois avaler quatre grands verres de tisane laxative de trois gros de séné. Cela fait bien ouvrir le ventre et emmène une partie de la cause conjointe, et empêche l'importunité des grandes sueurs dont ils se plaignent souvent. Pour ce qui est de saigner au commencement de l'accès, je ne le fais jamais : il y a de l'imprudence et de la témérité à le faire.

Si dans l'étude des caractères de cette époque, le titre de dogmatique comme l'entendait Gui Patin, signifie trop souvent : exclusivisme, intolérance, orgueil ; reconnaissons aussi que, sous un autre point de vue, il désigne plus spécialement les sentiments nobles et généreux, la délicatesse, la loyauté.

Tout se lie dans le monde moral comme dans le monde physique. Le dogmatisme, par la profondeur des convictions qu'il entraîne, réagit sur le cœur de l'homme, et développe en lui plus de générosité, plus d'abandon, plus de franchise, plus de désintéressement. Il semble que l'enthousiasme de l'esprit pour une idée, pour un principe, élargisse les facultés morales et les ouvre aux plus belles qualités.

L'éclectisme, qui admet toutes les idées et ne s'attache à aucune, qui caresse aujourd'hui les systèmes qu'il répudiera demain pour les reprendre et les repousser encore, qui procède souvent lui-même d'une philosophie sceptique et froide, n'est-il pas propre à blaser les cœurs, à les plonger dans l'indifférence morale, dans l'égoïsme, dans les calculs sordides ?

Autant les écrits intimes de Gui Patin laissent voir l'animosité, la malignité, l'injustice qu'il est susceptible de déployer, dans l'occasion, contre ses adversaires scientifiques, autant ils démontrent les raisons qu'il a de s'indigner contre les intrigants du jour et leurs trop fréquentes turpitudes.

L'an 1637, raconte-t-il, l'*Orviétan,* pour mieux débiter sa drogue, s'adressa à un homme d'honneur, alors doyen de notre Faculté, nommé *M. Perreau,* pour obtenir de lui, moyennant une bonne somme d'argent qu'il offrait, approbation de la Faculté pour son opiat. Il en fut refusé de belle hauteur. Ce charlatan s'adressa ensuite à *de Gorris,* qui reçut de lui un présent considérable et lui promit de faire signer à plusieurs docteurs l'approbation de ce médi-

cament qu'il vend sur le Pont-Neuf : ce qu'il fit faire par
une douzaine d'autres affamés d'argent qui furent : les deux
*Chartiers, Guénaut, le Soubs, Desfougerais, Raimsant,
Beaurains, Pijart, du Clédat, Renaudot* et *Mauvillain*. Cet
imposteur italien, non content de telles signatures, tâcha
d'avoir l'approbation entière de la Faculté, et pressa le nouveau doyen, qui était M. *Piètre*, mon prédécesseur, de la
lui faire donner, moyennant quatre cents écus qu'il offrait.
Ce nouveau doyen ayant appris de la propre bouche du
charlatan tout ce que *de Gorris* lui avait fait, lui demanda
cette approbation, et dès qu'il l'eut, il fit assembler toute la
Faculté, où il se rendit délateur contre ces douze messieurs
qui, ayant avoué leur faiblesse et leur mauvaise action,
furent chassés de la compagnie par un décret solennel. On
les a pourtant rétablis avec certaines conditions, et notam-
ment celle de demander pardon à la compagnie en pleine
assemblée. Quelque chose qu'ils aient pu faire depuis, la
tache leur est restée. Voilà la prouesse de *de Gorris* avec
l'*Orviétan* ; mais ce n'est pas sa faute, ce n'est que sa cou-
ume.

Toujours prompt à s'indigner contre les médecins
qui ne rêvent que pistoles et quarts d'écus, comme
il le répète si souvent à propos de Guénaut, il se
complaît à retracer dans ses lettres la règle de conduite qu'il s'impose à lui-même :

Je vais toujours mon grand chemin, ce que beaucoup
d'autres n'osent ou ne veulent pas faire, afin de gagner
davantage. Si je me plaignais de ma fortune, je dirais avec
Martial :

Sed me literulas stulti docuere parentes.

Les bonnes gens ont fait ce qu'ils ont pu pour moi, ce

que plusieurs ne font pas pour leurs enfants. La plupart des riches sont fous, tyrans, présomptueux et ignorants. Je vis sans ambition. Je n'ai point de désirs criminels. Rien ne m'empêche de dormir, si ce n'est la pitié que j'ai souvent des pauvres gens qui sont dans la souffrance.

Supplanté par Valot auprès d'une famille qui jusque-là lui avait témoigné la plus grande confiance, il écrit avec amertume :

J'appris que Valot y allait, qu'il leur donnait des poudres, des eaux et des pilules, et que pour moi on ne m'avait quitté qu'à cause que j'ordonnais trop peu de drogues. Si les malades que j'y ai traités pendant trois ans y fussent morts, regardez ce qu'ils eussent dit, car il n'en mourut aucun.

Ce goût du public pour les drogues multiples et composées, pour ce fatras d'apothicaires, comme il dit, suffit-il pour expliquer la faveur marquée dont les éclectiques jouissaient alors comme praticiens. Ou bien faut-il attribuer la défaveur des dogmatiques à l'abus qu'ils faisaient de la saignée ? Un passage des lettres de Mme de Sévigné prouve combien, dans le grand monde, la question de la saignée était controversée :

« Le pauvre Chevalier, écrit-elle (10 février 1672), a été rudement saigné ; il voulut résister à la dernière, qui fut la onzième ; mais les médecins l'emportèrent ; il leur dit qu'il s'abandonnait donc, et qu'ils le voulaient tuer par les formes.

« La mort de M. de Guise, qu'on a cru qui devait être saigné, a bien fait mourir du monde après lui. »

Certes, il y aurait lieu de s'étonner que la plupart des médecins de la Cour, les Guénaut, les Valot, eussent été pris dans la première catégorie, si l'on ne savait combien les déterminations les plus graves, les choix les plus délicats étaient influencés par la vénalité de Mazarin.

Mais, en dehors de cette considération, la vogue des éclectiques auprès des classes supérieures de la société n'est pas moins évidente. Gui Patin, pour être admis dans l'intimité du premier président Lamoignon, n'était cependant pas son médecin. Il le déclare lui-même avec peine, au milieu des mouvements d'amour-propre qu'il éprouve à faire savoir combien sont recherchés, dans le tête-à-tête, les agréments de son esprit et les ressources de son érudition.

Malgré sa position éminente de professeur au collège Royal et de doyen de la Faculté, les personnages qu'il traite sont rares dans ses lettres. Il ne peut dissimuler dans ses satires la position plus avantageuse des éclectiques, ses adversaires.

LES ÉCLECTIQUES.

Nous entendons par éclectiques ceux qui, à cette époque, tout en suivant les dogmes de Galien, accueillaient aussi, dans la pratique, les idées et les applications nouvelles. Ce sont ceux que Gui Patin gratifie sans cesse des titres d'empiriques, charlatans, chimistes, paracelsistes, semi-dogmatiques.

Avant de nous occuper de leur polypharmacie et de l'antimoine, le grand sujet des querelles de l'époque, il importe de rechercher quelle fut leur règle de conduite à l'égard de la saignée. Les exagérations que Gui Patin professe à ce sujet, et son animation continuelle contre la plupart de ses confrères, porteraient à croire qu'un grand nombre de praticiens de son temps se prononçaient absolument, et par système aussi, contre ce puissant moyen thérapeutique. Il n'en est rien pourtant. La lecture de ses propres lettres prouve, au contraire, que Vautier, Valot, Guénaut, etc., recouraient à la saignée dans de justes bornes et se conformaient mieux que lui aux préceptes de Galien et de Fernel.

C'est ici le lieu de résumer en quelques mots les doctrines du jour.

Les maladies les plus communes, disait-on alors, procèdent de cacochymie, c'est-à-dire d'une surcharge ou regorgement de bile ou de pituite, ou de mélancolie, qui se mêle avec le sang. Elles doivent être traitées par la purgation.

La pléthore est une prépondérance de toutes les humeurs et du sang lui-même. Elle doit être traitée par la saignée.

Si la cacochymie est une prédominance bilieuse, elle deviendra plus violente si on ôte à la bile son frein, c'est-à-dire le sang qui tempère son acrimonie.

Si elle est pituiteuse, la crudité ne fera qu'augmenter par la saignée, les esprits s'épaissiront, et même la chaleur naturelle s'en trouvera souvent suffoquée.

Si elle est mélancolique, la saignée deviendra encore nuisible, parce que cette disposition étant froide et sèche, a besoin de chaleur et d'humidité que l'on ôterait en tirant du sang.

Ces cinq propositions donnent le fondement des disputes de cette époque.

Les maladies, disent les dogmatiques, proviennent de corruption qui est dans le sang, et, par conséquent, dans les veines. Il faut saigner et ressaigner jusqu'à ce que le sang louable apparaisse.

Les éclectiques répondent: que la corruption ne peut être enlevée par la saignée ; qu'elle ne nettoie ni le crasse, ni l'épais, ni le visqueux ; qu'elle ne dissipe point les obstructions. Ils s'autorisent de Galien qui établit que les humeurs corrompues doivent être tirées ou par le siége ou par le vomissement ou par les sueurs. Ils admettent la saignée dans la vraie pléthore sanguine ; mais, dans les cacochymies, plus le sang s'éloigne de sa pureté, moins il en faut tirer. Les malades, disent-ils, finiraient alors par rendre l'âme, plutôt qu'un sang louable ; car le tronc des veines vidées par la saignée ne peut se remplir qu'en tirant des rameaux qui, à leur tour, tirent des organes où siége la corruption.

Ce qui jette le plus de confusion dans toutes ces questions, c'est que ni les uns, ni les autres, ne donnent les signes précis des cacochymies, et que, sur ce point fondamental, ils se contredisent réciproquement.

Toutes leurs querelles, toutes leurs disputes, n'auraient-elles pas dû s'évanouir devant ce passage d'Hippocrate, si judicieux et si conciliant :

« Si l'homme, dit-il, était fait d'une seule matière, les maladies lui seraient inconnues ; que si elles survenaient, il serait guéri par un seul remède. Mais, étant composé de plusieurs matières, les unes qui échauffent, les autres qui refroidissent, les autres qui dessèchent, les autres qui humectent, d'où surviennent des maladies diverses, il est nécessaire qu'il y ait aussi plusieurs et divers remèdes. »

En ce temps-là, plus qu'en tout autre peut-être, on savait invoquer, pour le besoin des disputes, des autorités qu'on ne respectait pas toujours.

A cette doctrine des cacochymies, toute galénique, et issue elle-même de l'hippocratisme, si l'on ajoute les données aveugles de l'empirisme et les élucubrations nouvelles des chimistes, on aura les principaux fondements de l'éclectisme du xviie siècle.

C'est de cette source multiple qu'était sorti, antérieurement, l'assemblage indigeste de moyens médicamenteux, pris dans les trois règnes de la nature, qui constitue la matière médicale de *Dioscoride,* commentée et augmentée par *Matthiole* dans un énorme in-folio.

Il ne serait d'aucun intérêt de donner ici la liste des *délayants,* des *humectants,* des *échauffants,* des *dessiccatifs,* des *désobstruants,* des *incrassants,* des *cholagogues,* des *mélanagogues,* etc. Toutes ces classifications de drogues, basées sur des propriétés ou vertus thérapeutiques inventées par l'humorisme, ne sont d'aucune valeur pour la science moderne.

Pour rester dans notre sujet, nous choisirons seulement, dans les travaux exclusivement pratiques, les exemples les plus propres à faire comprendre l'éclectisme de cette époque. Nous les prendrons dans les

centuries de *Rivière*, l'une des célébrités de Montpellier que Gui Patin méprisait tant.

OBSERVATION LVII. — Première centurie. — *Une
fièvre continue en une petite fille.* — « L'an 1632, au
mois de janvier, la fille de M. Davenes, avocat, âgée
de sept ans, avait une fièvre continue peu véhémente,
mais qui lui redoublait par intervalles, savoir sur le
soir. La fièvre commença avec un vomissement de
pituite qui fut, peu après, suivi d'un flux de ventre
aussi pituiteux qui ne dura qu'un jour, savoir le second
jour de son mal. Son urine était pâle et trouble, son
haleine aigre et puante. Je lui ordonnai une potion
d'une infusion d'une dragme de rhubarbe avec une once
de sirop de roses pâles. Avant qu'elle prît ce remède,
un autre médecin survenant voulut l'empêcher, disant
que la saignée lui serait plus favorable. Toutefois,
elle prit ce remède qu'elle vomit tôt après avec de
pituite crasse, épaisse et fort pourrie. J'ordonnai ensuite qu'on lui donnât sur le soir un clystère avec
demi-once de catholicum double, qui, opérant avec
les autres remèdes qu'elle avait pris, elle fut cinq
fois du ventre toute la nuit d'une matière pituiteuse
bilieuse et fort puante. Elle eut fort peu de fièvre le
matin, et en étant entièrement exempte à midi, elle
fut parfaitement guérie.

« Il faut recueillir de cette observation, combien
errent ces médecins qui croient qu'il faut com-
mencer la curation de toutes les fièvres continues par

une saignée, vu que ces fièvres procèdent le plus souvent aux enfants, des humeurs pourries retenues dans la première région, qui sont parfaitement évacuées par la purgation. Or, le vomissement pituiteux et le flux de ventre indiquaient une telle redondance d'humeurs en cette jeune fille. »

On peut le dire, la thérapeutique suivie par Rivière, dans cette observation, aurait obtenu l'assentiment de Galien lui-même et la médecine moderne ne la désapprouverait pas. Cette observation témoigne que ce praticien éclectique étudiait avec soin les indications, et que, tout en usant largement de la saignée, il savait éviter la routine des Botalistes.

Gui Patin, avec son idée fixe pour les émissions sanguines, était loin d'avoir toujours des vues pratiques aussi judicieuses.

Le Roi, dit-il dans une de ses lettres ([1]), a été saigné trois fois cette semaine, pour une diarrhée bilieuse ; *dicitur imbecillior factus quam antehac propter* τὴν νεογαμιαν ([2]).

Ici la véritable indication échappe à Gui Patin, aussi bien qu'aux médecins de Louis XIV. La saignée répétée ne pouvait que nuire dans cette circonstance, où un purgatif eût fait merveille. Le Roi

([1]) Novembre 1660. Édition Jean Petit ; Paris, 1692.
([2]) τὴν νεογαμιαν, noces nouvelles. Passage supprimé dans l'édition de 1846. J.-B. Baillière.

se trouvant plus mal de ses trois saignées, Gui Patin explique ce mauvais résultat *propter* τὴν νεογαμιαν; il ferme les yeux à la réalité ; son esprit systématique se montre là dans tout son jour.

OBSERVATION XLIII. — Première centurie. — *Une fièvre maligne avec des parotides.* — « L'an 1623, après le siége de Montpellier, il courut pendant plusieurs mois une fièvre fort maligne dont quasi la moitié des malades mouraient, et particulièrement ceux auxquels survenaient des parotides (ce qui avait coutume d'arriver le neuvième ou onzième jour de la maladie) mouraient tous. Or, comme j'en avais vu plusieurs et que je ne les avais pu sauver par aucuns remèdes cordiaux, je commençai à penser que ces parotides étaient mortelles parce que cette partie n'était pas capable de recevoir toute la matière morbifique, qui, étant retenue au dedans, était la cause de la mort, et qu'il fallait, par conséquent, suppléer à l'œuvre de la nature. Et quoique les malades eussent le pouls fort fréquent et presque formillant, en sorte qu'ils semblaient être dans l'agonie, qui avait même accoutumé d'arriver en peu de temps, toutefois, pensant en moi-même cette sentence de *Cornelius Celsus*, savoir : que l'on met plusieurs choses en usage dans un évident péril, que l'on ne ferait pas en un autre temps, et qu'il valait mieux expérimenter un remède douteux en un ou deux malades, que d'en laisser mourir un si grand nombre, j'ordonnai donc la saignée partagée en plusieurs fois, à cause de la faiblesse des forces, deux ou trois fois, le même jour, et le lendemain la purgation, et par ce moyen, tous ceux à qui furent faits ces remèdes échappèrent, n'en étant pas mort, par après, un seul. »

Aujourd'hui on pourrait dire que ces petites saignées répétées coup sur coup, venaient aider à la réaction vitale. Quelle que soit l'explication à laquelle on s'arrête, le fait pratique n'en reste pas moins à l'honneur du médecin.

Nous pourrions donner ici des exemples de la polypharmacie que les éclectiques savaient déployer, surtout dans le traitement des maladies chroniques. Mais à quoi bon farcir nos pages de cette médecine fardée, de ce fatras d'apothicaires si propres à ridiculiser l'art médical ?

Si Gui Patin se livre contre la plupart des médecins de l'École de Montpellier à des emportements trop souvent injustes, sa bile et sa colère incessantes trouveraient cependant leur raison d'être dans l'observation suivante.

OBSERVATION LXIII. — Quatrième centurie. — *Un panaris.* — « Au commencement du mois de mars 1651, la fille aînée de M. le baron *d'Aumelas*, trésorier général de France, avait un panaris au doigt index de la main gauche, qui la tourmentait cruellement depuis quatre jours, en telle sorte qu'elle ne pouvait dormir la nuit. La douleur étant fort violente, je lui ordonnai de mettre son doigt malade dans l'oreille d'un chat et dans deux heures elle fut soulagée et guérie. Elle sentait par intervalles que son doigt était attiré dans la cavité de l'oreille et en même temps la douleur occupait tout le bras jusques à l'humérus. Dans ce temps le chat criait, faisant connaître par ses cris qu'il souffrait de douleur du venin attiré, car le panaris est une tumeur vénéneuse. Toute la main lui enfla et par après désenfla, excepté le doigt qui resta enflé et libre de douleur. »

On le voit, les éclectiques admettaient tout, croyaient à tout, et certaines de leurs croyances ne pouvaient qu'inspirer la pitié à des hommes positifs.

En dehors de ces appréciations médicales, si nous cherchons dans *Rivière* des faits propres à nous éclairer sur son caractère particulier, nous serons forcé de reconnaître qu'il a pu mériter les qualifications d'emballeur, de charlatan affamé, de pipeur de pistoles, que lui donne Gui Patin.

Possesseur d'un fébrifuge qui n'était sans doute autre chose que le calomel, il multiplie, dans ses centuries, les observations de guérison qu'il lui doit ; mais il s'en réserve l'exploitation exclusive ; il le tient secret. Ce n'est que fort tard qu'il se décide à livrer aux hommes de l'art ses procédés préparatoires : et peut-être faut-il voir encore un moyen de charlatanisme dans son langage mystique ?

« Je n'ai pas encore voulu, dit-il, proposer une exacte et fort claire description de ce remède jusques à ce que sa vertu ait été connue par plusieurs observations de quelques années. Toutefois, afin de donner occasion aux esprits curieux qui recherchent les secrets de la nature, je propose une description un peu obscure et couverte d'un voile fort léger, laquelle les enfants de l'art expliqueront et découvriront fort facilement, en s'y appliquant avec un travail assidu.

« Ce précieux médicament est donc composé d'un triple hercule élevé à sa plus haute noblesse par douze travaux auxquels est enfin ajouté un quatrième athlète qui achève l'accomplissement de l'ouvrage. On le peut donner aux enfants à la pesanteur de dix à douze et quinze grains, et aux adultes, depuis vingt grains jusqu'à trente et quarante, etc. »

Ces paroles sont-elles bien dignes d'un conseiller, médecin du Roi, et doyen de l'Université de Montpellier ?

A Paris, plusieurs médecins de la Cour, *Valot*, *Vautier*, fondaient aussi leur célébrité sur certains secrets qui les faisaient exceller dans la préparation de l'antimoine. Cette prétention mercantile fait dire à Gui Patin :

« Les charlatans tâchent, avec leurs remèdes chi-

iniques, de passer pour d'habiles gens et plus savants
que les autres ; mais ils s'y trompent bien souvent,
et au lieu d'être médecins, ils deviennent empoison-
neurs. Ils se vantent de préparation et ce n'est que
de l'imposture. Thaïs était anciennement une belle
p..... qui tâchait de passer pour femme de bien, et
qui se déguisait tant qu'elle pouvait. Ainsi fait la
chimie auprès de la médecine. »

Le bilieux dogmatique ajoute alors, avec bonheur,
cette épigramme sanglante qui courait contre *Valot*,
à l'occasion de la mort d'Henriette, reine d'Angleterre :

> Le croirez-vous, race future,
> Que la fille du grand Henri
> Eut en mourant même aventure
> Que feu son père et son mari.
> Tous trois sont morts par assassin :
> Ravaillac, Cromwell, médecin ;
> Henri d'un coup de baïonnette,
> Charles finit sur un billot ;
> Et maintenant meurt Henriette
> Par l'ignorance de Valot.

Gargan, intendant des finances, étant mort aussi
dans les mains de Valot, Gui Patin raconte qu'à la
Cour ce médecin ne s'appelait plus que *Gargantua*.

L'ANTIMOINE ET LA POLYPHARMACIE.

La plupart des médecins polypharmaques, c'est-à-
dire des éclectiques, se montraient alors grands partisans de l'antimoine.

Trouvant dans ses préparations un éméto-cathar-
tique puissant, ils l'employaient hardiment et de
confiance dans les cas nombreux où l'humorisme
voyait un état de cacochymie des premières et des
secondes voies digestives.

En agissant ainsi, ne se conformaient-ils pas encore, beaucoup mieux que leurs adversaires, aux
doctrines du Galénisme?

Ces doctrines étaient positives. Elles prescrivaient
de combattre la cacochymie du canal alimentaire
par les évacuants ; celle des intestins, par lavements ;
celle de l'estomac, par vomitifs ; celle de tout le
système digestif, par le vomissement et la purgation. Certes, il est permis d'affirmer qu'au temps de

Galien, la découverte des vertus évacuantes de l'antimoine eût excité l'enthousiasme du père de l'humorisme.

Les dogmatiques le comprenaient, sans doute, mais depuis trop longtemps cet odieux produit des doctrines paracelsistes osait relever la tête contre les arrêts de la Faculté, et alors, plus que jamais, il s'agissait d'écraser l'infâme.

Au temps de Molière, la lutte engagée depuis plus d'un siècle était dans toute sa violence. Le dogmatisme aux abois réunissait toutes ses forces, concentrait toutes ses haines pour frapper un coup mortel, au risque de succomber lui-même.

Efforts inutiles ! le *delenda Carthago* ne devait pas aboutir !

Vainement, les soi-disant galénistes de l'École de Paris, déchaînés contre toute innovation des chimistes, déclaraient hautement, solennellement : que l'antimoine était un poison !

Les antimonistes, de leur côté, puissants par le nombre, par la faveur dont ils jouissaient dans le public, et par le titre prestigieux de médecins de la Cour, opposaient leurs déclarations aux arrêts de la Faculté, et signaient en masse que l'antimoine était un remède utile !

Procès au Châtelet, appels devant la Cour, censures au sein de la Faculté, querelles en public, diffamations confiées au papier, chaque jour amenait un nouveau scandale ! Et quand on recherche la source des pamphlets dont cette époque fourmille, trop souvent on trouve pour motifs : impudence mercantile, d'un côté ; et de l'autre : orgueil, envie, peut-être mauvaise foi.

En 1653, Eusèbe Renaudot, le fils du gazetier, publie son libelle : *l'Antimoine triomphant et justifié.* On y répond par cette épigramme :

Nunc licet aurato ascendat capitolia curru,
Nunc albis stibium jure triumphet equis :
Plaudite fumosi Balatrones, plaudite Agyrtæ
Inter qui cedat, credite, nullus erit :
Victoris tanti meritis obstare triumphis,
Tot cæsis hominum millibus, invidia est (¹).

Ce n'était pas assez que ces disputes livrassent le corps médical aux écrivains les plus satiriques du jour. Ce n'était pas assez que la magistrature eut à

(¹) Voici une traduction assez littérale de cette épigramme en vers français. Je la dois à mon ami Ph. E. Poirson :
De l'antimoine il faut chanter la gloire !
Il peut monter, dans un char de victoire,
Au Capitole avec des chevaux blancs.
Applaudissez, enfumés alchimistes ;
Applaudissez, histrions, charlatans ;
Et d'une drogue enflez encor vos listes !
Héros, jamais, eut-il plus de lauriers,
S'il ne s'agit pour gagner une page
Dans les récits qui passent d'âge en âge,
Que de tuer les hommes par milliers ?

intervenir dans ces débats. Le clergé lui-même, le croirait-on, avait à y jouer son rôle.

Guénaut, dont le nom ne rappelle l'antimoine que par l'exploitation plus habile qu'il sut faire de cette drogue, se trouvant en butte aux outrages des dogmatiques, dans la *Légende* et autres pamphlets diffamatoires, voulut en connaître et poursuivre les auteurs. Mais toutes ses recherches furent vaines, et il crut devoir provoquer aux dénonciations. Voici ce qu'en raconte Gui Patin :

Guénaut enrage ici pour des vers burlesques en français qui courent contre lui et cinq autres docteurs de même sorte. Ils ont fait jeter des monitoires et des excommunications contre ceux qui sauraient quelque chose de *Pythergia* et de l'*aletophanes,* contre lequel on n'a rien du tout découvert, personne n'ayant été en révélation pour ces réaggraves qui ont été jetés et publiés dans toutes les paroisses de Paris.... Il y a grande apparence que c'est un *brutum fulmen* que ces monitoires, et que personne n'en est excommunié, vu que tous, tant que nous sommes, il n'y en a pas un qui ne blanchisse ou ne grisonne, et néanmoins on dit que quand un homme est excommunié, il devient plus noir que poivre.

Il faut lire Gui Patin pour se faire une juste idée des animosités incessantes qu'entretenait la question de l'antimoine dans le public et au sein de la Faculté même.

L'exemple suivant, pris entre tant d'autres, fait voir quelle était alors la triste situation des candidats exposés aux feux des passions et des systèmes. Il démontre aussi combien dans cette petite République les précautions étaient grandes contre les usurpations de l'autorité, puisque celle du Doyen lui-même était subordonnée aux résolutions de la majorité de la compagnie.

« Un jeune docteur de la cabale antimoniale a présenté une thèse à la Faculté, sous cette conclusion : *Ergo pleuritidis initio purgatio*, laquelle avait été signée et approuvée par le Doyen, et *ipso stibiali*. Le censeur a aussitôt été trouver M. *Riolan*, comme l'ancien de l'École, afin qu'il fît, par son autorité, assembler la compagnie, ce qui fut ordonné. Le Doyen nommé *de Bourges*, ayant découvert le dessein de M. *Riolan*, du censeur M. *le Comte*, et de la plupart des anciens, a donné une assemblée où nous nous sommes trouvés environ soixante docteurs. *Guénaut* même y est venu pour tâcher de faire valoir la thèse. Lui et sa cabale y ont été tondus. Nous avons été quarante-cinq d'avis que la thèse soit condamnée et cassée, et avons ordonné que ledit docteur en fera une autre. Cette thèse a été condamnée non comme problématique, mais comme fausse et criminelle, pernicieuse à la vie des hommes et au salut public. »

Chacune des lettres de Gui Patin ne manque pas d'exposer les nombreux méfaits de l'antimoine et de grossir chaque jour son martyrologe. Praticien ignorant et entêté, quand il n'est pas stimulé exclusivement par sa soif de l'or, *Guénaut* y sacrifie lui-même sa famille. Ses principales victimes sont, à la Cour, le duc d'Orléans ; dans la magistrature, le président de Bellièvre, etc., etc.

Enfin, le virulent docteur couronne l'œuvre par cette phrase :

Le Mazarin a mis les charlatans à la Cour, qui ont déjà tué sa sœur et sa nièce ; ils pourront bien à la fin le tuer lui-même.

« En réfléchissant, dit Réveillé-Parise, que *Guénaut* n'a laissé aucun ouvrage, aucune preuve directe de son savoir ; que les historiens de la Faculté ou n'en font pas mention ou remarquent qu'il n'a rien laissé de quelque valeur après lui, il faut bien croire que les critiques de Gui Patin ne sont pas sans fondement.

« Guénaut était sans doute de ces hommes qui confondent le grand médecin avec le médecin très-occupé, comme le témoigne le vers si connu de Boileau ; gens qui ne vont qu'au succès et à l'argent, actifs, alertes, coureurs infatigables, se souciant beaucoup des malades et fort peu des maladies, qui savent que dix minutes ont une valeur pécuniaire, et que, qui perd une heure, perd des écus.

« La haine cordiale et les attaques de Gui Patin contre *Guénaut* et ses pareils n'étaient donc que l'expression d'une juste et vive indignation ; d'autant plus que l'illustre doyen, d'un caractère raide et fier, ne se courba jamais que sous la règle du devoir, et qu'il eut par-dessus tout la fibre médicale éminemment sensible à l'honneur de sa profession. »

La seule préparation antimoniale employée à cette époque comme évacuant était le vin émétique. On l'obtenait par la macération du vin dans le gobelet d'antimoine, ou par l'infusion du *Crocus metallorum* dans du vin blanc. Nous avons parlé déjà des prétentions qu'affichaient certains médecins d'exceller dans ces préparations par des secrets particuliers.

Ils insistaient sur ce point, dit Gui Patin, auprès des gens de cour, et *apud idiotas*. « Il faut, ajoute-t-il, de tels médecins aux grands, *genus hominum quod decipit et decipitur*. »

Cet écrivain, d'une verve toujours si plaisante, quand la passion ne le rend pas injuste envers ses adversaires, appelle ce vin « hérétique » à cause du schisme qu'il occasionne en médecine, *énétique, ab enecando* ; il l'appelle aussi *stibial* ou *stygial*, comme approvisionneur du Styx.

N'est-il pas remarquable que Molière ait glissé, dans ses satires, sur ce sujet toujours si palpitant d'intérêt et de passion ; qu'il n'ait trouvé que deux fois l'occasion d'en toucher quelques mots ; la première, lorsqu'il fait dire à *Thibaut*, du *Médecin malgré lui*, « qu'on

a voulu donner à sa mère du vin *amétile* ; et l'on dit
que ces gros médecins tuent je ne sais combien de
monde avec cette invention-là » ; la deuxième, dans
la comédie du *Festin de Pierre*, où *Sganarelle* affirme
à *Don Juan* « que, depuis un temps, le vin émétique
fait bruire ses fuseaux et que ses miracles ont converti les plus incrédules esprits ».

La position de *Mauvillain*, son médecin, *qui erat
ipse samaritanus*, c'est-à-dire antimonial, explique-
t-elle cette réserve ?

DES SATIRES DE MOLIÈRE CONTRE LA MÉDECINE

ET LES MÉDECINS.

SOMMAIRE. — Types et documents fournis par Gui Patin et autres. — Le médecin *Tardy*, fort savant dans l'Hippocrate et l'Aristote. — Galimatias de *Sganarelle*, imité de Lazare *Meissonnier*, de Lyon. — *L'Amour médecin*. — Il vaut mieux mourir selon les règles que réchapper contre les règles. — *Le Malade imaginaire*. — Thomas *Diafoirus*. — *Toinette*. — *Diafoirus*, père. — Encore l'*Amour médecin*. — MM. *Desfonandrés, Bahis, Macroton, Tomès.* — *M. de Pourceaugnac*. — Théories galéniques et symptomatologie prises dans la médecine de *Rivière*. — *Le Médecin malgré lui* et scène de l'Orviétan dans l'*Amour médecin*. — Le public y est en cause plus que les médecins. — *Satires erronées*. — Le latin des médecins mal interprété par Molière. — Belle latinité de Fernel. — Réponse aux dénigrements de Béralde contre la médecine. — Épigramme d'Étienne Pasquier. — Conclusion.

L'étude qui précède, bien qu'elle n'offre qu'un résumé des doctrines médicales du temps et quelques lignes raccourcies des portraits les plus saillants de la corporation, est déjà propre, cependant, à indiquer la scène où le grand peintre a trouvé ses sujets et ses enseignements. Cette scène fut *Paris* qui lui offrit un champ fertile.

Nous aurons à examiner, dans la troisième partie de notre travail, s'il recueillit lui-même ses instructions, ou si, comme nous sommes porté à le croire, il n'en tira pas la plus grande partie des praticiens dont il entourait ses loisirs.

Parmi les médecins, ses contemporains, dont nous avons pu consulter les œuvres, Gui Patin, dans ses lettres intimes qu'il était loin de destiner à la postérité, est celui, comme on l'a vu déjà, dont les récits et les anecdotes tendent le mieux à expliquer et à justifier les satires de Molière. Ne fut-il pas lui-même le plus mordant des satiriques contre certains de ses confrères ? Sauf les points de doctrine, toutes ses critiques viennent à l'appui de celles de Molière.

Nous avons ici, dit-il dans une de ses lettres, un médecin nommé *Tardy*, qui est bien savant dans l'Hippocrate et l'Aristote, qui sait force grec, et qui néanmoins n'est guère plus sage que votre *Meissonnier*. Nous ne saurions l'empêcher d'écrire, mais nous l'empêchons d'imprimer. Quand il se trouve en consultation avec moi, il ne manque pas de me prier que je le laisse parler, qu'il a de fort belles choses à dire sur ce sujet. Je m'en donne quelquefois le plaisir quand les affaires ne me pressent point trop. Il y a quelque temps qu'il était question d'une fièvre continue, avec de grandes douleurs de tête : il me conta merveille du syllogisme, du diaphragme et des qualités de la ciguë. On peut dire de lui ce qu'un certain proconsul disait de saint Paul : *Votre grand savoir vous met hors du sens.*

Ce Tardy n'était-il pas un type capable de fournir des traits à Molière ?

Le grand artiste ne se bornait pas à étudier par ses yeux les médecins du temps, ou à se renseigner sur eux par la chronique publique. Ses satires contre les *galénistes* prouvent qu'il avait pris connaissance de leurs écrits. N'est-il pas vraisemblable, d'ailleurs, que Mauvillain, son médecin, qui se trouvait mêlé aux disputes de l'époque, lui aura servi de truchement?..... On sait la réponse que Molière fit à Louis XIV qui s'enquérait de ce que lui faisait son médecin : « Sire, *nous causons ensemble*; il m'ordonne des remèdes ; je ne les fais point, et je guéris. »

Le galimatias médical qu'il expose dans quelques-unes de ses comédies, surtout dans le *Médecin malgré lui*, n'a pas toujours été, comme on pourrait le croire, le fruit exclusif de son imagination. Le passage suivant de Lazare Meissonnier, qui publiait ses théories dès 1641, édifiera le lecteur sur ce point.

Voulant expliquer les maladies de tête, cet auteur se laisse aller aux subtilités suivantes :

« Quand on a connu toute cette structure du cer-
« veau, on comprend aisément que l'*esprit animal*
« est situé principalement dans cette cavité, laquelle
« est autour du *conarion*, et qu'étant nourri d'eau et
« de sel qui se tient en la substance du cerveau,
« avec la sérosité pituiteuse qui extille des anasto-
« moses des veines et artères, tout de même que le
« vital du soufre et de la terre qui sont dans le sang,
« il a été nécessaire que, comme ce sang est conduit
« par les artères et les veines qui sont ses enveloppes,
« ainsi cette substance du cerveau avec la sérosité
« dont elle est imbue et ramollie est conduite par les
« nerfs qui se forment de la prolongation des mem-
« branes, etc., etc. »

Et voilà pourquoi..... on a mal à la tête !

Sganarelle est un plagiaire ! Il a lu Meissonnier, dont la période tend à amener forcément cette conclusion : *Ossabundus, nequeis, nequer, potarinum, quipsa milus.*

Quand Molière revient dans ses pièces sur cette idée satirique : que les malades doivent tenir à mourir méthodiquement ; quand il fait dire à M. Bahis, de l'*Amour médecin, qu'il vaut mieux mourir selon les règles* que de réchapper contre les règles, on peut croire qu'il plaisante tout simplement avec son esprit. Une lettre de Gui Patin démontre pourtant, jusqu'à l'évidence, que, de son temps, les praticiens osaient récriminer contre des guérisons pour lesquelles les préceptes des grands maîtres n'avaient pas été littéralement observés.

Votre *M. de la Guilleminière,* écrit-il au docteur *Falconnet,* de Lyon, a tort de vous accuser d'avoir purgé votre malade le quatrième jour, vu que cette entreprise vous a réussi et au malade pareillement. Il n'y était pas, pour savoir quel motif vous a porté à l'entreprendre, et il est mal fondé de dire que de purger le quatrième jour soit contre la doctrine d'*Hippocrate* et de *Galien : Turgente materia quotidie licet purgare.* Vous n'avez rien fait que par la règle des indications qui vous ont conduit la main et l'esprit, si bien et si heureusement que le malade en est échappé. Ce que vous avez donné pour le purger n'a été qu'un minoratif, et les anciens en avaient de semblables au commencement des maladies. Un médicament composé de deux drachmes de séné, de casse et de tamarin, ne peut pas être autrement appelé. Vous pouvez encore alléguer une autre raison, savoir : que dans les maladies, de peur d'une inflammation interne, il est plus sûr de purger que de permettre que l'humeur morbifique pourrisse dans la première région, de peur que cette humeur séreuse et maligne ne soit portée au cerveau ou au poumon. Le bonhomme *Baillou* est en ce cas tout à fait pour vous ; mais notre *Fernel*, qui est bien un autre homme, l'est encore davantage. C'est au troisième livre de sa méthode générale, chapitre XII. Je suis honteux de l'innocence de cet homme qui s'en veut faire accroire à Lyon, et qui croit si simplement qu'on n'oserait purger avant le septième. Depuis vingt-six ans, je l'ai entrepris plus de cent fois et toujours avec bon succès. Feu *M. Nicolas Piètre*, qui a été mon bon maître, mais à dire vrai un homme tout à fait incomparable, m'en avait montré l'exemple. Et comme un jour, en pareil cas, l'an 1633, je lui alléguais l'aphorisme 22 du premier livre : *Concocta medicari oportet, non cruda,* etc., il me répondit en peu de mots : C'est un bel aphorisme, mais il n'en faut point abuser ; nos malades n'ont que faire de nos disputes scolastiques. *Fernel* a été à la vérité contredit par un Italien trop galénique et fort envieux, nommé *Alexandre Massaria,* au second tome de ses œuvres, et par *Saxonia ;* quoique, à dire vrai, ces deux professeurs de *Padoue* n'aient apparemment guère vu des malades, non plus que *Sennert,* qui a agité cette question au deuxième livre des fièvres, chapitre VI. C'est pourquoi, si cette querelle dure plus longtemps entre vous deux, faites valoir l'autorité de *Fernel,* qui est le prince de tous les modernes, et vous appuyez de l'événement qui est de votre côté ; ce qui doit lui imposer silence, s'il est sage.

Ce passage, que nous avons tenu à citer dans toute sa longueur à cause de l'intérêt qu'il offre sous le rapport médical, démontre encore combien était grande, à cette époque, la manie de renforcer les meilleurs arguments, les meilleures raisons, par des citations d'auteurs faisant autorité. Le fait le plus simple, entraînant les appréciations les plus prétentieuses, il y avait là un ridicule qui ne pouvait échapper à *Molière*.

On connaît les exclamations que, dans la pièce du *Malade imaginaire*, les fleurs de rhétorique, par trop brillantes, de *Thomas Diafoirus* arrachent à la malicieuse *Toinette* :

« Vivent les colléges d'où on sort si habile homme ! — Voilà ce que c'est que d'étudier, on apprend à dire de belles choses ! »

Nul doute que cette satire ne s'applique, d'une manière générale, à la forme pédantesque que recevaient, dans ce temps-là, les études de collége, les humanités proprement dites. Nul doute qu'il ne faille voir, dans le rôle de *Diafoirus* fils, le tableau d'un travers commun à la plupart des jeunes gens sortant des bancs de la philosophie et libres encore des influences professionnelles.

Quand on songe à ce que les études médicales ont eu de tout temps de grave et de sérieux, il est difficile, en effet, de comprendre ce caractère de *Thomas Diafoirus*. On serait tenté de croire que *Molière*, s'oubliant encore une fois, a pu s'abandonner à une charge de mauvais goût, en créant une exception au lieu de prendre toujours ses sujets dans les ridicules communs.

Boileau avait pu dire des fourberies de *Scapin :*

> Dans ce sac ridicule où Scapin s'enveloppe,
> Je ne reconnais plus l'auteur du *Misanthrope.*

Mais ici la critique tomberait à plat. Les citations suivantes prouvent qu'au temps de *Molière,* les médecins eux-mêmes étaient susceptibles de donner, tête baissée, dans le genre ampoulé de l'époque.

L. Meissonnier, dédiant son *Cours de médecine* à Mme la marquise *de Caluse,* lui tient ce langage burlesque :

« Je laisse aux savants la mission de faire un commentaire sur votre naissance. J'embrasse celle à laquelle je me suis consacré pour vous en particulier, dans le temps même que la lumière du jour ne vous avait encore éclairée, et que vous ne viviez que de la vie entretenue par le sang de madame votre mère dans elle-même, etc. » — Trois pages in-4° dans ce goût !

M. E. Deboze, traduisant les Centuries de *Rivière,* joue sur le nom de son auteur, et adresse au lecteur les gentillesses suivantes : « L'auteur de ces observations est le célèbre *M. Rivière,* autrefois doyen de l'Université de Montpellier, dont les ouvrages ont trouvé tant de crédit parmi les doctes, qu'ils ont déjà paru sous trente-deux éditions. C'est une

« *rivière* si pure, si salutaire et si féconde, que, ne
« pouvant borner son cours dans l'étendue trop
« étroite de ce royaume, elle s'est fait passage chez
« les étrangers à travers les Alpes, les Pyrénées, le
« Rhin et le Danube ; et les Italiens, les Espagnols,
« les Hollandais et les Allemands ont trouvé tant de
« goût à ses eaux, qu'ils ont fait gloire de les natu-
« raliser, et d'en rendre le murmure intelligible à
« tous ceux de leur nation... Il me paraissait injuste
« que les étrangers se désaltérassent à longs traits
« dans une source qui t'appartient si naturellement
« pendant que, comme un Tantale, tu te trouvais au
« milieu de ses eaux sans pouvoir non-seulement
« satisfaire ta soif, mais même sans avoir la liberté
« de les goûter... Je n'en fais à présent couler que
« quelques ruisseaux, dont, si la vue te peut plaire,
« je lâcherai l'écluse pour te rendre libre l'usage
« non-seulement d'une *rivière,* mais d'un océan tout
« entier, etc. »

Avec *Deboze,* nous sommes en 1680, et l'on peut
trouver que, si le genre subsistait toujours, le goût
au moins s'épurait un peu !

Quand *Diafoirus* père s'enthousiasme de son fils,
parce qu'il « s'attache aveuglément aux opinions des
« anciens, et jamais n'a voulu comprendre ni écouter
« les raisons et les expériences des prétendues décou-
« vertes du siècle sur la circulation du sang », ce

sont les passions scientifiques du jour que le satirique met en cause.

Au temps de Molière, les découvertes de *G. Harvey*
rencontraient, dans l'École de Paris, les oppositions
les plus vives et les moins explicables. L'entêtement
pour les anciennes doctrines était poussé à un degré
tel que *Riolan* et sa secte n'hésitaient pas à faire
cette déclaration impie : *Malo cum Galeno errare,
quam cum Harveyo esse circulator !*

Le même *Diafoirus* explique pour quelles raisons
il ne veut pas pousser son fils à la Cour, et y ménager
pour lui une charge de médecin :

« A vous en parler franchement, dit-il, notre mé-
« tier auprès des grands ne m'a jamais paru agréable,
« et j'ai toujours trouvé qu'il valait mieux pour nous
« autres demeurer au public. Le public est commode,
« vous n'avez à répondre de vos actions à personne ;
« et pourvu que l'on suive le courant des règles de
« l'art, on ne se met point en peine de tout ce qui
« peut arriver. Mais, ce qu'il y a de fâcheux auprès
« des grands, c'est que, quand ils viennent à être
« malades, ils veulent absolument que leurs méde-
« cins les guérissent. »

Cette époque était celle des infortunes de *Valot*,
médecin de la Cour, chargé de la santé de *Mazarin*,
dont il avait tous les jours à supporter les boutades.
Les preuves en abondent dans *Gui Patin*, qui écrivait à la date du 31 août 1660 :

Le roi et la reine sont arrivés au bois de Vincennes. Le cardinal Mazarin y est malade d'une douleur néphrétique; il a déjà été saigné cinq fois. *Valot* y est bien empêché, car il tient la queue de la poêle. Il a eu de grandes prises avec monsieur *Esprit,* en présence de la reine et de *Guénaut* qui s'en moquait. Le cardinal a été purgé, mais on ne dit rien de sa convalescence. *Valot* n'est pas bien en cour. S'il perd une fois son patron, il est mal en affaires et sera renvoyé comme un ignorant. Les degrés du Louvre sont fort glissants; il faut avoir le pied bien ferme pour s'y tenir longtemps.

Dans l'*Amour médecin,* la satire a eu pour but de ridiculiser quatre des principaux docteurs de la Cour: *Guénaut, Esprit, Daquin, Desfougerais.* On sait que *Molière* les copia, au point de rendre sur la scène non-seulement ce qu'il y avait de tranché dans le caractère de chacun d'eux, mais jusqu'à leurs allures et les intonations de leurs voix.

Seulement, comme il fallait déguiser les noms:

Desfougerais devint *Desfonandrés,* de φὲνω, je tue, ανδρος, homme.

Esprit donna *Bahis,* de βαύξειν, aboyer, à cause du bredouillement qui lui était habituel;

Guénaut devint *Macroton,* de μαχρος, lent, et τονος, ton, parce qu'il parlait lentement et sentencieusement:

Daquin fut *Tomès,* de τομὴς, coupant, parce qu'il aimait à ouvrir la veine.

Une remarque curieuse, c'est que *Gui Patin,* parlant de l'*Amour médecin* dans une de ses lettres, dit que six médecins de la Cour y sont bafoués. Cette erreur provient, sans doute, du peu d'intérêt que ce praticien trouvait dans les détails précis de cette pièce, où il aurait pu se reconnaître lui-même dans le rôle de *M. Tomès*.

Les différents procès que la Faculté de Paris intentait alors aux chirurgiens, pour des questions d'enseignes, de robe ou de bonnet, ceux qu'elle soutenait si souvent contre les pharmaciens et contre les coteries *antimoniales*, faisaient alors le plus grand bruit dans le monde. C'étaient autant de tournois où les partis déployaient le plus grand appareil, ambitieux qu'ils étaient d'avoir un nombreux public pour témoin.

Voici ce que raconte *Gui Patin* du procès suivi contre *Théophraste Renaudot :*

Enfin, le gazetier, après avoir été condamné au Châtelet, l'a été aussi à la Cour, mais fort solennellement par un arrêt d'audience publique, prononcé par M. le premier président. Cinq avocats ont été ouïs, savoir : celui du gazetier, celui de ses enfants, celui qui a plaidé pour les médecins de Montpellier, qui étaient ici ses adhérents, celui qui plaidait pour notre Faculté, et celui qui est intervenu en notre cause de la part du recteur de l'Université. Notre doyen a aussi harangué en latin *en présence du plus beau monde de Paris.*

Si *le beau monde de Paris* s'intéressait aux querelles de cette nature, n'est-il pas vraisemblable que *Molière* a pu y chercher aussi des inspirations? Ne

peut-on pas supposer que les sages remontrances de
M. *Filerin,* dans cette pièce de l'*Amour médecin,* ont
été dictées par ces violents débats ?

« N'avez-vous point de honte, Messieurs, de mon-
« trer si peu de prudence pour les gens de votre âge,
« et de vous être querellés comme de jeunes étour-
« dis ? Ne voyez-vous pas bien quel tort ces sortes de
« querelles nous font parmi le monde ? et n'est-ce
« pas assez que les savants voient les contrariétés et
« les dissensions qui sont entre nos auteurs et nos
« anciens maîtres, sans découvrir encore au peuple,
« par nos débats et nos querelles, les forfanteries de
« notre art ? Pour moi, je ne comprends rien du tout
« à cette méchante politique de quelques-uns de nos
« gens, et il faut confesser que toutes ces contesta-
« tions nous ont décriés depuis peu d'une étrange
« manière ; et que, si nous n'y prenons garde, nous
« allons nous ruiner nous-mêmes, etc. »

Dans *M. de Pourceaugnac,* ce sont les théories
galéniques du jour que *Molière* expose sur la scène
avec sa verve toujours malicieuse.

N'est-il pas curieux, après avoir lu la tirade du
premier médecin sur la *mélancolie hypochondriaque,*
de trouver dans *Rivière* les mêmes divagations, les
mêmes mots, sur la nature, la cause et les symptômes de cette affection ? Nous allons transcrire les
passages de *Rivière* en mettant en *italique* les expressions qui se retrouvent dans *Molière.*

« Or, la cause de cette mauvaise disposition d'es-
« prit est une *humeur mélancolique* qui, par sa *cras-*
« *sitie*, *épaisseur* et *couleur noire*, infecte les *esprits*
« *animaux* et *les rend ténébreux*;... si quelqu'un fait
« instance que dans la *mélancolie hypochondriaque*,
« *selon Galien*, il y a une inflammation *dans les hypo-*
« *chondres*, et partant, qu'une intempérie chaude pré-
« vaut et domine, nous répondons que cette inflam-
« mation, ou plutôt *phlogose des hypochondres*, est
« faite de ce que le sang mélancolique, retenu plus
« longtemps dans la rate, y acquiert de la chaleur
« par l'obstruction, d'où s'élèvent beaucoup de *va-*
« *peurs au cerveau*... On connaît que cette maladie
« provient de tout le corps, par l'habitude mélanco-
« lique ou naturelle de tout le corps, qui est *noir*,
« *velu, maigre*, et autres semblables signes;... on
« connaît que cette maladie *procède des hypochondres*
« par l'excès de chaleur aux entrailles, le crachement
« fréquent, *les vents par la bouche*, etc. »

Il faut être médecin, sans doute, pour bien comprendre tout ce qu'il y a de génie, d'observation et
d'étude, dans certaines satires de *Molière* contre les
praticiens de son temps. Il faut l'être aussi pour réduire à leur juste valeur les jugements sérieux qu'il
porte dans ses pièces sur la science médicale.

Au public de rire à ces comédies !... à nous d'ad-
mirer ; mais à nous aussi le droit de renvoyer certaines satires à leur véritable adresse ; à nous l'auto-

rité de relever dans ces pièces les sarcasmes injustes, les appréciations fausses, les agressions imméritées.

Dans la scène entre *Lucas*, *Valère* et *Martine*, du *Médecin malgré lui*, *Martine*, qui veut se venger de *son pendard*, lui prépare une correction de coups de bâton en le signalant comme le *plus merveilleux homme du monde pour les guérisons désespérées* :

« Comment, dit-elle, c'est un homme qui fait des « miracles. Il n'y a pas trois semaines qu'un jeune « enfant de douze ans tomba du haut du clocher en « bas, et se brisa sur le pavé la tête, les bras et les « jambes. On n'y eut pas plus tôt amené notre homme « qu'il le frotta par tout le corps d'un certain onguent « qu'il sait faire, et l'enfant aussitôt se leva sur ses « pieds et courut jouer à la fossette. »

Et tout aussitôt, *Lucas, Valère, Perrin, Thibault* courent après cet *homme si savant,* ce fameux médecin !

Un fait déjà ancien aujourd'hui, et auquel nous pourrions en ajouter d'autres, nous a prouvé que le public est satirisé dans cette scène plus qu'il ne semble le croire.

En 1848, en plein xixe siècle, un effronté coquin, qui avait appris, *dans les prisons,* à appliquer au hasard des moyens empiriques, s'installait dans un village de notre pays.

Tonnelier de profession, dépourvu de toute éducation, mais ivrogne émérite, cet homme s'annonçait lui-même comme opérant des cures merveilleuses, et traitait tout d'abord les médecins d'ignorants.

Il devait réussir, car, comme *Sganarelle*, il aimait à rire..., *il était bouffon*.

Un enfant du village se trouvait retenu au lit par une carie de l'os de la cuisse. Le drôle demande *huit jours* pour le mettre sur pieds, et fait préparer des *crosses*.

Le délai expiré, il assure aux parents que leur enfant est guéri... Les bonnes gens le croient, obligent le petit malheureux à se traîner dans les rues du village, et le bruit *du miracle* se répand dans les environs.

Aussitôt tous les incurables du pays, riches et pauvres, d'accourir de la ville et des campagnes.

Aux uns, le moderne *Sganarelle* distribue des flacons de *graisse de chrétien*, au prix de 5, 10, 20 et jusqu'à 50 francs; aux autres, des pommades rubéfiantes qui écorchent leurs peaux autant que leurs bourses!... Avec les pauvres, il est bon prince, et se contente, pour salaire, d'un verre d'eau-de-vie ou d'une bouteille de vin.

Trois mois entiers, ce scandale se prolongea dans diverses communes, jusqu'à ce que notre *Sganarelle*, qui, lui aussi, en voulait aux *seins des nourrices*, fut obligé de fuir devant l'indignation de tous ces gens qu'il avait enthousiasmés.

La scène de l'*Orviétan*, qui, dans l'*Amour médecin*,

termine une satire médicale, ne va-t-elle pas, elle aussi, beaucoup mieux à l'adresse du public qu'à celle des médecins?

Le bonhomme *Sganarelle*, père de *Lucinde*, n'est-ce pas le père de famille toujours disposé à user pour les siens « *des remèdes dont beaucoup de gens se sont bien trouvés?* » N'est-ce pas l'histoire de ce bon public qui, aujourd'hui comme au temps de *Molière*, passe si vite et si facilement des mains des médecins à celles du premier charlatan venu, magnétiseur, consulteur d'urine, etc.?

Le public : « Monsieur, je vous prie de me donner une boîte de votre orviétan, que je m'en vais vous payer. »

L'opérateur :
« L'or de tous les climats qu'entoure l'Océan
Peut-il jamais payer ce secret d'importance?
Mon remède guérit par sa rare excellence
Plus de maux qu'on n'en peut nombrer dans tout
un an. »

Le public : « Monsieur, je crois que tout l'or du
« monde n'est pas capable de payer votre remède,
« mais pourtant, voici une pièce de trente sous que
« vous prendrez s'il vous plaît. »

L'opérateur :
Admirez mes bontés, et le peu qu'on vous vend
Ce trésor merveilleux que ma main vous dispense,

Vous pouvez avec lui braver en assurance

Tous les maux que sur nous l'ire du Ciel répand :

« La gale, la rogne, la teigne, la fièvre, la peste, la
« goutte, vérole, descente, rougeole. O grande puis-
« sance de l'orviétan ! »

Le peuple, dit *Gui Patin,* est si sot et si ignorant, qu'il
a vérifié le dire de *Pline : In hac artium sola evenit, ut uni-
cuique se medicum profitenti, statim credatur.* Un charlatan
qui vante ses secrets est préféré à un homme de bien qui
ne se vante de rien.

Satires erronées ou injustes.

« Prenez garde, — dit *Lisette* à *Sganarelle,* dans
« l'*Amour médecin,* — vous allez être bien édifié ; ils
« vous diront en latin que votre fille est malade. »

Nous autres modernes, nous pourrions ne voir
aussi dans ce besoin de *latiniser* les leçons, les consultations et les discussions scientifiques, autre chose
que du pédantisme. C'est là sans doute le ridicule
que *Molière* a voulu livrer à la risée publique. Mais,
il est évident aussi que son mépris pour l'art médical était exagéré au point de lui faire croire que ces
formules, ces citations latines, n'avaient pour but que
de leurrer le public et les malades.

Molière, pourtant, ne pouvait ignorer avec quelle
autorité *Fernel,* le restaurateur de la médecine en
France, et son contemporain, pour ainsi dire, était
venu remettre en honneur les auteurs anciens, et

combien les écrits de cet homme célèbre étaient propres à enthousiasmer les médecins de son temps.

Il ne pouvait ignorer quelle pureté la langue latine avait prise sous la plume de *Fernel*, pureté qui excitait alors l'envie des savants ultramontains, et qui contrastait beaucoup mieux qu'aujourd'hui avec les imperfections de la langue française. « La lan- « gue latine, dit à ce sujet M. Maurice Reynaud, « était si bien entrée dans les habitudes des savants « d'alors, que plusieurs ont su la manier avec un rare « talent, et même lui imprimer un véritable cachet « personnel. Et sans parler des maîtres, il est certain « que les humanités étaient cultivées mieux qu'elles « ne l'ont jamais été depuis. »

Dès ma jeunesse, écrit *Gui Patin*, j'ai aimé le beau latin, et mon goût sur cela a été d'une délicatesse extraordinaire: je ne puis m'empêcher de joncher mes lettres de quelques-uns de ces beaux traits de Cicéron et de Térence.

Le goût de *Gui Patin* était le goût du jour, et l'injustice de *Molière* sur ce point a sa source dans l'antipathie, trop souvent bilieuse, qui l'anime contre les médecins (¹).

Un dernier mot, au sujet des sarcasmes et de l'acrimonie qu'il répand dans ses pièces sur notre profession.

(¹) L'une des admirations de Gui Patin pour le président Lamoignon était : qu'il savait *Fernel* par cœur.

C'est dans le *Malade imaginaire*, et par la bouche de *Béralde*, qu'il a surtout exprimé sérieusement son sentiment personnel à l'égard de la médecine.

— « Vous ne croyez donc point à la médecine? » demande *Argan* à *Béralde*.

— « Non, mon frère, et je ne vois pas que, pour « son salut, il soit nécessaire d'y croire.

— « Quoi! vous ne tenez pas véritable une chose « établie par tout le monde, et que tous les siècles « ont révérée?

— « Bien loin de la tenir véritable, je la trouve, « entre nous, une des plus grandes folies qui soient « parmi les hommes; et, à regarder les choses en « philosophe, je ne vois point de plus plaisante mo- « merie, je ne vois rien de plus ridicule, qu'un « homme qui se veut mêler d'en guérir un autre. »

Suit une discussion longue et serrée où *Béralde* triomphe.

Nous n'entreprendrons pas de *rembarrer Béralde* et de *rabaisser son caquet*, comme le voudrait *Argan*. Que pourrions-nous ajouter aux mille pages qui ont été écrites pour et contre la médecine?

A toute discussion il faut un résumé, et peut-être le trouvera-t-on dans l'épigramme suivante d'Estienne Pasquier:

« Il n'y a homme plus idolastre des médecins que « moy, quand je suis malade, ne qui estime leur art

« plus douteux lorsque je suis sain. Vous trouverez
« cette première démarche merveilleusement bizarre,
« que je respecte pour leur art ceux auxquels je pense
« n'y avoir certitude ; et, par adventure direz, que,
« malade de corps, je suis sain d'esprit; et sain de
« corps, je suis malade d'esprit. Au contraire, je
« diray, si leur aphorisme est vray, que les habi-
« tudes du corps et de l'esprit sympathisent ensem-
« blement : estant malade du corps je le suis aussi de
« l'esprit quand je me rends·idolastre d'eux. » (*Lettre à M. Tournebus, conseiller en la cour du Parlement
de Paris.*)

Cette épigramme, peu connue, est bien remarquable par sa naïveté ; mais encore ses conséquences y
traînent en longueur, et la plaisanterie, pour et contre, n'entraîne la balance qu'à la fin.

Nous devons, pour conclure, reconnaître que les
railleurs n'écoutent point de raison, et qu'ils veulent
rire à quelque prix que ce soit.

Attendons donc la fin, et nous verrons qu'à leur
tour ils donneront aux médecins sujet de rire par
l'empressement qu'ils mettront à pratiquer leurs or-
donnances.

Nous terminerons par cette simple réflexion :

Les plus sceptiques en fait de médecine, sont souvent les plus croyants en fait de charlatanerie.
L'orviétan, qui eut ses beaux jours, à l'époque de Mo-

lière qui le patronnait lui-même, en est une preuve. Et, c'est peut-être bien parce que les chimistes de Montpellier se posaient en dissidents avec les principes de l'école de Paris qu'ils obtenaient la préférence des entourages de la Cour.

ORIGINE ET CAUSES PROBABLES DES SATIRES ANTI-MÉDICALES DE MOLIÈRE.

SOMMAIRE. — Après les sommités littéraires, les médecins ont voix dans cette question. — Attaques de Molière quatre fois répétées. — Conjectures à ce sujet. — *Mauvillain* et l'*Orviétan*. — Moralité de Mauvillain. — *Mme Molière* et l'*Élomire hypocondre*. — Appréciations de *M. Auger* démontrant les copies prises dans *Rivière*. — *Liénard, Bernier, Mauvillain*, traîtres à la Faculté.

Les satires de *Molière* contre la médecine et les médecins ont eu surtout pour juges des personnes étrangères à l'art médical. De nos jours, les écrivains les plus capables s'y sont exercés ; ils ont leur prestige dans les noms de *MM. Bazin, Auger, Moland*.

Il y aurait témérité, sans doute, à supposer que ces éminentes personnalités ont pu se laisser aller à des préventions contre la médecine de toutes les époques ; nous préférons admettre qu'ils ont souscrit volontiers à l'infaillibilité du *grand justicier des travers de son temps*.

Admirateur de *Molière*, autant qu'on puisse l'être, je me suis cependant demandé, bien des fois, si ses attaques contre la médecine et les médecins, répétées dans *quatre* de ses pièces, n'étaient pas le fruit de certaines excitations, de quelques mobiles particuliers?

Je connais trop peu le théâtre, en général, pour oser affirmer que, tout autre auteur, n'a pu poursuivre, *quatre* fois, le même objectif! D'ailleurs la fécondité de *Molière* ne permet pas de supposer que d'autres sujets lui eussent fait défaut. Je demande si dans *Don Juan*, les petites malices décochées, en passant, contre la médecine, avaient bien leurs motifs sérieux?

Ce point établi, j'arrive aux conjectures :

Un fait notoire, historique dans la vie de *Molière*, ce sont les relations, très-amicales, qu'il entretenait avec *Mauvillain*, son médecin. Il est notoire, aussi, que *Molière* portait un grand intérêt à l'*orviétan*. Or, l'orviétan fut cause que *Mauvillain*, reconnu coupable de corruption, resta, pendant assez longtemps, à l'index de la Faculté. *Mauvillain* a encore à sa charge une scène de violences qu'il commit contre le doyen *Blondel*. Si *Molière* a su concevoir une première boutade contre la Faculté, *Mauvillain* a dû lui en inspirer d'autres.

D'un autre côté, en cherchant les motifs qui avaient pu exciter *Molière* contre la médecine et les médecins, on a prétendu les trouver dans une contestation que Mme *Molière* avait eue avec la femme d'un médecin. « Personne, dit M. *Moland*, n'a attaché la moindre importance à cette explication... » Mais, si comme le raconte l'auteur d'*Élomire hypocondre*, la femme de *Molière* fit mettre à la porte la femme du médecin *qui était venue à la comédie*; si ce médecin, irrité, monta une cabale et se fit rendre justice ; si Mme *Molière* en enragea..., quelle action ne dut-elle pas exercer, ensuite, sur son mari, si épris et si infatué d'elle !

C'est dans la pièce de l'*Amour médecin*, en 1665, que l'auteur comique commence seulement sa guerre contre la médecine et les médecins. Il paraît certain, dit *M. Moland* que, « dans cette comédie, Molière atta-
« que, non-seulement les médecins, en général,
« mais tels médecins déterminés, connus, indiqués
« par l'imitation de leurs gestes , de leur langage,
« de leurs habitudes ».

C'est là le grand tort de *Molière ;* il pouvait très-bien se livrer à la plus sanglante critique contre la médecine et les médecins, sans toucher aux personnalités. C'est ainsi qu'il suscita contre lui les inimitiés les plus passionnées et qui expliquent, si elles ne les justifient, les odieuses aggressions d'*Élomire hypocondre.*

Molière, dans *M. de Pourceaugnac*, revient à la charge contre les médecins. « Mais, dit *M. Auger*, il
« change son plan d'attaque ; il ne va pas chercher
« dans leur doctrine ce qu'il y a de plus absurde,
« dans leur langage ce qu'il y a de plus ridicule, pour

« le rendre plus ridicule et plus absurde encore. Ici,
« c'est la représentation fidèle et point exagérée d'une
« consultation au XVIIᵉ siècle : les deux médecins
« disent ce qu'auraient dit, en pareille occasion
« *Brayer*, *Valot*, *Esprit*, *Daquin*, *Desfougerais*, *Gué-*
« *naut* et *Gui Patin* lui-même, qui se moquait d'eux
« tous. Ils ne citent point à faux *Hipprocrate* et *Galien*;
« leur théorie est fondée sur des phénomènes vérita-
« bles ; de ceux-ci ils tirent des conséquences assez
« justes, soit pour l'explication des causes, soit pour
« l'application des remèdes ; enfin, sauf un peu de
« galimatias et de pédanterie, sauf quelques opi-
« nions chimériques, et quelques pratiques supersti-
« tieuses, ce qu'ils disent est assez bon et ce qu'ils
« prescrivent n'est pas mauvais : tout le malheur,
« c'est que *Pourceaugnac* n'a pas la maladie dont ils
« lui trouvent tous les symptômes. Leur capacité,
« leur doctrine ne font que donner du relief à leur
« bévue. »

Nous avons laissé à cette tirade toute sa longueur,
toute sa portée, pour arriver à la conclusion où
M. Auger triomphe.

Et nous, que pouvons-nous conclure ? C'est que,
comme nous l'avons dit antérieurement, les idées et
les mots ont été pris dans *Rivière*; c'est que ces beaux
discours sont l'œuvre de *Mauvillain*, ou autre ; c'est
qu'il ne faut revendiquer pour *Molière* que l'idée de
la fin, la mise en scène, le sel de la chose.

Évidemment, il y a ici association de deux rancunes : l'un fournit la matière, l'autre l'arrange avec son esprit et sa malice. La collaboration est à jour, et l'instigation marche avec elle. Partout on les voit reparaître; car, si on excepte le *Médecin malgré lui*, on retrouve l'inspiration de *Mauvillain*, ou autre, dans les satires les plus sérieuses, dans l'*Amour médecin*, dans *M. de Pourceaugnac*, dans le *Malade imaginaire*. Cette dernière comédie est même celle où l'influence des consorts est des plus évidentes quand on s'arrête aux scènes grotesques qui en sont le couronnement.

« La Faculté, dit M. Moland, est surtout bafouée « dans la plus auguste de ses cérémonies, dans l'acte « solennel qui consacre les docteurs. M. Reynaud a « fait ressortir la frappante analogie, pour ne pas dire « la similitude parfaite qui existait entre les solennités « tés scolastiques et la fameuse cérémonie du *Malade* « *imaginaire*. On peut supposer que les médecins « dont on sait la liaison avec Molière, *Liénard, Bernier*, *Mauvillain*, l'ont renseigné lui-même. En « effet, certaines expressions techniques, l'exactitude « des détails qui prouve une connaissance intime des « usages de la Faculté, trahissent, à n'en pas douter, « l'active collaboration de quelques mains expertes « et les conseils de gens de la profession. »

A l'appui de ces assertions, M. Maurice Reynaud donne, en regard, quelques formules dont l'une, celle de Molière, n'est en réalité que la parodie de celle de la Faculté.

SERMENT DU CANDIDAT.

MOLIÈRE.	LA FACULTÉ.
Juras gardare statuta	*Quod observabis jura, statuta,*
Per facultatem prescripta	*Leges et laudabiles consuetudines*
Cum sensu et jugeamento.	*Hujus ordinis.*
De non jamais te servire	*Quod totis viribus contendes*
De remediis aucunis	*Adversus medicos, illicite practicantes*
Quam de ceux doctæ facultatis,	*Nulli parcendo, cujuscumque*
Maladus dût-il crevare	*Ordinis aut conditionis fuerit.*
Et mori de suo malo.	

Certes, la scène est plaisante, et la plaisanterie serait tout à fait de bon goût sans les charges qui la compliquent.

Si à *Molière* seul revient l'honneur de tout l'esprit qu'elle comporte, quel talion pourrait suffire à châtier les trois félons qui ont fourni des étrivières contre la Faculté, leur mère ?

Mais c'est à *Mauvillain,* à cette nature militante, emportée, violente dans sa haine, que doit incomber surtout la plus grande part de ce rôle malfaisant. M. Maurice Reynaud, dans sa savante étude sur *les Médecins au temps de Molière* ([1]), ouvrage brillant à la fois par les richesses de son érudition, l'élévation des vues, la netteté des appréciations, la distinction et

([1]) Paris, 1862. Didier et Cie, libraires-éditeurs.

la clarté du style, vient donner quelque poids à cette appréciation.

Le plus connu de ces médecins, celui qui doit à son amitié avec Molière une célébrité qu'il n'aurait jamais conquise par lui-même, et à qui l'opinion publique prêtait, du vivant même de notre auteur, une active collaboration à ses pièces médicales, c'est le Dr Mauvillain. On sait que c'est en faveur de son fils que fut écrit par Molière, le placet suivant, qui se trouve en tête du *Tartufe :*

« Sire,

« Un fort honnête médecin, dont j'ai l'honneur d'être le malade, me promet et veut s'obliger, par-devant notaire, de me faire vivre encore trente années si je puis lui obtenir une grâce de Votre Majesté. Je lui ai dit, sur sa promesse, que je ne lui demandais pas tant, et que je serais satisfait de lui, pourvu qu'il s'obligeât de ne me point tuer. Cette grâce, Sire, est un canonicat de votre chapelle royale de Vincennes, vacant par la mort de..., etc.

« Le canonicat fut, en effet, obtenu. N'est-il pas singulier que nous ne possédions de Molière qu'une seule lettre par laquelle il sollicite pour un autre les faveurs royales, et que ce soit justement pour un médecin? Le ton badin de ce placet prouve assez qu'il n'avait pas besoin de réconciliation avec les médecins. En tous cas, ce morceau témoigne d'une grande intimité entre les deux amis. Est-il possible de savoir quelque chose sur ce personnage, à qui revient peut-être une certaine part dans plusieurs chefs-d'œuvre ? »

M. Maurice Reynaud donne ensuite le détail des scènes de violence qui se produisirent, en pleine école, entre Blondel et Mauvillain. Ces scènes se renouvelèrent et se prolongèrent jusqu'au moment où la secte antimoniale vit son triomphe complet par l'élection de Mauvillain au décanat.

« En voilà bien assez, dit M. Maurice Raynaud, pour faire voir que Mauvillain n'est pas, tant s'en faut, un homme impartial et au-dessus des préjugés et des passions de son corps. Il est néanmoins très-bien placé pour fournir à Molière les situations et les détails techniques dont son ami a besoin pour ses comédies. D'une part, il a de vieilles rancunes contre un parti naguère puissant qui l'a par deux fois exclu de la Faculté, et il ne se fait aucun scrupule de livrer à l'ennemi des médecins les termes, les usages, les secrets défauts et les travers de la génération médicale qui le précède, et qu'il cherche à supplanter. D'autre part, il est doyen, et, malgré ses liaisons avec Guénaut et Desfougerais, il doit nourrir contre eux un peu de méfiance mêlée de jalousie, que tout médecin étranger à la cour a pour ceux de ses confrères qui courent les places et les honneurs. Joignez-y l'intempérance de langue et l'esprit satirique qui lui sont naturels : voilà de quoi expliquer bien des choses ! »

Oui, les choses ont dû se passer de la sorte. Et c'est ainsi que l'antipathie de Molière pour les médecins s'entretenait et s'animait au contact de Mauvillain et de ses deux complices.

IIᵉ PARTIE

THÉOPHRASTE RENAUDOT ET GUI PATIN

I.

La période médicale que traversa Molière à Paris évolue de 1658 à 1673, année de sa mort. Elle comporte environ 15 ans.

On sait que cette période fut, pour la Faculté de médecine, celle des grandes agitations professionnelles et des transformations doctrinales. Les hérésies de Paracelse et de Van Helmont y étaient venues heurter intérieurement les dogmes d'Hippocrate et de Galien ; depuis plusieurs années déjà, les *chimistes* avaient ouvert leurs tranchées, et quelques-uns, par des chemins couverts, s'étaient introduits furtivement dans la place.

Les faits antérieurs à 1658 avaient donc préparé le riche terrain où Molière serait appelé à exercer son génie satirique contre la médecine et les médecins.

La période de 1658 à 1666 fut plus stimulante encore. Ce fut celle où Mauvillain, après avoir été exclu de la Faculté, pour la seconde fois, devait arriver au décanat en 1666, un an après la première attaque de Molière par sa pièce de l'*Amour médecin*.

L'entourage de médecins que s'était fait Molière concourait donc à exciter sa verve en l'entretenant des disputes des chimistes de Montpellier contre les orthodoxes de la Faculté de Paris.

Avant de dérouler la longue série de ces conflits, il importe de remonter à la source des faits.

II.

Presque à la même date, l'un en 1612, l'autre vers 1620, arrivaient à Paris deux hommes qui devaient prendre la plus grande part aux violentes luttes qui se préparaient. Chacun d'eux y apportait des aptitudes et un caractère formant entre eux le contraste le plus accentué. Doués tous deux d'une intelligence hors ligne, celui-là représentait le progrès et l'avenir; celui-ci, l'homme inféodé aux traditions, et inébranlable dans sa foi absolue aux dogmes de l'antiquité.

Si un parallèle ne peut s'établir, au point de vue des sympathies, entre Théophraste Renaudot et Gui Patin, un rapprochement forcé se trouve dans le rôle que ces deux contemporains furent appelés à jouer l'un contre l'autre.

Tous les deux eurent à subir les grandes difficultés que la fortune et la renommée préparent si souvent à leurs prédestinés ; tous les deux virent leur carrière saccadée tantôt par des jours de triomphe et d'enivrement d'amour-propre, et tantôt par des revers remplis d'amertume.

Et, pendant 20 à 25 ans, ces deux hommes se tinrent réciproquement en échec !

III.

Pour juger l'époque médicale que traversa Molière, pour saisir, à côté de ses ridicules et de ses défauts, sa valeur et ses qualités réelles, il importe d'être renseigné sur ce qu'étaient alors, non-seulement les droits et les devoirs de la Faculté, mais encore ceux de la corporation qui la constituait. Ce n'est qu'à ce double point de vue que l'on peut s'expliquer l'opiniâtreté de résistance aux idées nouvelles, l'acharnement entre les partis, et les ridicules qui en résultaient.

A l'époque où Gui Patin entre en scène par ses Lettres (1630), la Faculté de Paris vivait encore dans le calme, abritée par ses statuts, par des règles de discipline aussi puissantes que sévères. Si l'antimoine, le point noir de son horizon, avait provoqué en 1615 le renouvellement du décret qui l'avait proscrit déjà en 1566, il ne remplissait encore, à l'heure actuelle, que le rôle de ballon d'essai de l'hérésie nouvelle, à savoir : l'introduction de la chimie dans la thérapeutique. Les compositions arabesques n'avaient guère que le caractère de moyens empiriques exploités par les charlatans.

Le maintien, dans toute leur intégrité, des priviléges de la Faculté, eut aussi une grande part dans ces agitations, aussi bien que le refrènement des apothicaires et des chirurgiens. Mais les grands coups furent portés surtout pour la défense de l'arche sainte des doctrines de l'École. Depuis son origine, c'est-à-dire depuis plus de deux siècles, l'École de Paris, dont Gui Patin était la vraie personnification, faisait des dogmes d'Hippocrate sa religion médicale. Elle avait pu admettre la doctrine des quatre humeurs de Galien qui se rattachait à celle des quatre éléments du père de la médecine. Si elle conservait de l'admiration pour Fernel, elle le blâmait pour sa croyance aux causes occultes dans les maladies et les agents médicamenteux. Dès lors, quelles monstruosités ne devaient pas représenter pour elle le panthéisme outré de Paracelse, l'archée de Van Helmont, les ferments de Sylvius !

L'École de Paris, dans ses doctrines, représentait donc le dieu Terme. Il fallait un initiateur pour 'a sortir de l'idéal dans lequel elle s'était ancrée. Ce survenant fut Renaudot.

Certes, il était loin de s'annoncer et de se produire comme un réformateur à hautes vues, comme un génie apportant des théories nouvelles. Théophraste Renaudot n'était qu'un homme essentiellement pratique, une incarnation de l'industrie, un esprit qui devançait son époque, poussé par des aptitudes toutes spéciales et, il faut bien le dire, par des vues mercantiles et des sentiments de lucre.

IV.

Ce n'est pas dans les lettres de Gui Patin que l'on peut s'édifier sur le compte de Renaudot. La biographie qu'il en donne se montre suspecte, et ses portraits sont odieusement chargés. Gui Patin s'y pose trop manifestement en juge et partie intéressée. Pour connaître Renaudot, nous l'examinerons dans ses œuvres. Nous ne donnerons les dépréciations de Gui Patin, à son égard, que sous toute réserve de leur exagération. C'est pourquoi il nous a paru nécessaire de résumer dans une notice très-succincte les actes les plus saillants du grand agitateur qui, par les troubles qu'il jeta dans la Faculté, prépara des éléments aux satires de Molière.

Au XVIIe siècle, la Faculté de médecine de Paris n'était guère abordable qu'aux jeunes gens riches de la province ou aux résidants de la capitale. Les épreuves, si multipliées alors, pour arriver au doctorat ne duraient pas moins de sept ans. La Faculté de Montpellier, au contraire, admettait deux classes d'étudiants : pour les uns, ceux qui voulaient pratiquer la médecine à son siége même, elle avait aussi des épreuves sévères et prolongées ; pour ceux qui devaient exercer en dehors de son rayon, elle expédiait vite. Il en résultait ainsi des médecins à deux degrés.

Théophraste Renaudot se trouvait dans la catégorie de ces derniers. Il avait quitté Montpellier, en 1610, pour aller s'établir à Loudun sa ville natale. Là, il se lia d'amitié avec le *Père Joseph*, capucin, qui devait devenir le secrétaire et le confident du cardinal de Richelieu et se rendre célèbre sous le titre de l'*Éminence grise*.

Renaudot partageait avec le père Joseph l'avantage d'être compatriote de Richelieu. Cette circonstance constitua pour lui le plus puissant appui.

En 1612, sous cette double égide, il gagne Paris, où les statuts de la Faculté ne lui permettaient pas d'exercer la médecine en tant que médecin de Montpellier ; mais ces statuts devenaient muets devant le titre de médecin du Roi. Ce titre, qui n'était qu'honorifique et nullement effectif, il l'obtint sans peine et son installation se fit en pleine sécurité.

Dans sa situation de besoigneux habile, il comprit

qu'il importait de ne pas entrer dans les ornières de l'École, et il se posa en partisan de l'antimoine et de la chimie nouvelle.

Soit qu'il eût entrevu que sa position médicale pouvait rester précaire encore longtemps, soit qu'il fût poussé par son instinct industriel et par ses aspirations vers la fortune, il fonda un *bureau d'adresses*, ou de rencontre, dont les bureaux de placements d'aujourd'hui ne sont que la continuation.

Bientôt il adjoignit à cette création l'ouverture d'un *mont-de-piété*, à l'imitation de ce qui existait déjà en Italie ; et, pour couvrir son but mercantile par une œuvre philanthropique, il annonçait, en même temps, *des consultations gratuites et charitables* pour les pauvres. Puis, quelque temps après, il ouvrait, au milieu de tout cela, un *laboratoire de chimie*.

Ce cumul d'établissements ne suffisant pas à son infatigable activité, il arriva, avec le concours du célèbre d'Hozier, à créer la *Gazette*, œuvre agréable à Richelieu et à Louis XIII, et qui devait lui servir aussi, dans ses visées médicales, à des réclames pour l'antimoine, pour les apothicaires, et pour l'École de Montpellier. Plus tard, pour répondre au dénigrement que ses adversaires attachaient à sa qualification de *gazetier*, il se faisait nommer *historiographe de la Couronne*.

Tant d'entreprises, dressées pour la plupart envers

et contre la Faculté, constituaient un terrible joûteur. Aussi, jusqu'en 1643, c'est-à-dire jusqu'à la mort de Richelieu et de Louis XIII qu'avait précédée celle du Père Joseph (¹), Renaudot soutint-il, avec avantage, le siége qu'il avait ouvert contre les dogmatiques. Mais, exposé à la réaction du Parlement par la perte de ses imposants protecteurs, il eut bientôt à subir le grand désastre de son procès de 1644.

La petite armée d'antimonistes qu'il avait formée autour de lui et qui grossissait d'année en année, redoubla de vigueur pour battre en brèche, avec lui, l'École de Paris. Le destin ne voulut pas qu'il assistât au grand triomphe de 1666 ; il mourut, en pleine lutte, le 25 octobre 1653.

Le vieux Renaudot (écrit *Gui Patin, 12 novembre 1653*) mourut ici le mois passé, gueux comme un peintre ; c'est son fils, le conseiller des monnaies, qui fait aujourd'hui la Gazette.

Renaudot était né en 1584.

V.

Les lettres de Gui Patin ne respirent guère, en ce qui concerne Renaudot, que de la rage et du dépit ;

(¹) L'âme damnée de Richelieu, frappé d'apoplexie le 18 décembre 1638. Il succomba trois jours après, au domicile même de Richelieu qui dit en soupirant : « J'ai perdu mon *bras droit*. »

elles se montrent dépourvues de raison et d'arguments sérieux. Il est remarquable aussi qu'elles laissent toutes passer comme inaperçues, les innovations si remarquables, non-seulement du bureau d'adresses, du mont-de-piété, du laboratoire de chimie, mais encore celle des consultations gratuites. La seule *Gazette* a l'honneur d'une courte citation en 1650 :

Il ne se fait ici du tout rien qui vaille, si ce n'est la Gazette, qui est une chose fort récréative et fort *consolative* aussi, en tant que cette babillarde ne dit jamais de mauvaises nouvelles, bien que nous en sentions beaucoup en cette saison.

Si l'on comprend que la Faculté n'ait pas osé contredire aux créations de Renaudot tant qu'elles furent placées sous l'aile protectrice de Richelieu, il y a lieu de s'étonner que Gui Patin n'en dise mot dans dans ses lettres intimes. Caustique et bilieux dans la jubilation de ses succès, on le voit rester muet sous le poids de ses contrariétés et de ses revers. En effet, ce n'est qu'après l'échec de Renaudot en 1642 et son écrasante condamnation en 1644, que la verve de Gui Patin s'anime contre lui.

Jusque-là, la seule lettre qui touche indirectement au gazetier est en date de 1641. Elle a rapport à un fait qui remonte à 1637, où le doyen du jour, *Hardouin de Saint-Jacques*, soit qu'il eût été circonvenu par Renaudot, soit qu'il eût cédé à ses tendances personnelles, avait commis un scandale dans la Faculté. Écoutons à ce sujet Gui Patin :

Pour l'antimoine, je ne sais pas ce que notre Faculté en ordonnera ; il eût toujours bien mieux valu que Saint-Jacques ne l'eût fourré dans l'antidotaire, comme il a fait, *nobis insciis et invitis, imo et inconsultâ facultate*, et ne pas toucher cette corde, *quæ habet aliquid odiosum*. M. Moreau a répondu au factum du gazetier avec beaucoup de doctrine et toute sorte de modestie. Ce bureau d'adresses, *meus agyrta convitiator et sycophanta deterrimus*, y a fait une réponse pleine d'injures de harengères, où il élude et se moque des raisons de M. Moreau, sans répondre à *quarante* chefs qui lui étaient objectés... Si ce gazetier n'était soutenu de l'Éminence, en tant que *nebulo hebdomadarius*, nous lui ferions un procès criminel, au bout duquel il y aurait un tombereau, un bourreau, et tout au moins une amende honorable; mais il faut obéir au temps. (Lettre à M. Belin, docteur-médecin à Troyes.)

Cette félonie d'Hardouin de Saint-Jacques avait été pour Renaudot une arme puissante et un appui précieux. Gui Patin le sentait, et, 20 ans plus tard, il montrait une sorte de résignation en rappelant cette affaire :

Notre Faculté n'a rien fait en quoi elle se soit oubliée, mais bien négligée, comme la bonne dame fait souvent. Nos anciens avaient travaillé à l'antidotaire ; les papiers en étaient toujours en dépôt entre les mains du doyen. Hardouin de Saint-Jacques, étant parvenu à cette charge, les ramassa et les fit imprimer, *ut aucuparetur graciam pharmacopolorum*, sans un simple consentement de la Faculté, laquelle fut tout étonnée de voir en ce livre *pro thesauro carbones, pro luce tenebras, pro remedio venenum*. Plusieurs en grondèrent et parlèrent de réformer cela, on n'en fit rien ; si bien que tout en est demeuré là, et en ce cas, *tolerat quæ non probat.* Il en sera néanmoins parlé quelque jour, mais je ne puis pas encore vous dire si tôt quand ce sera. Quand je donnai le bonnet, il y a deux ans, j'en parlai amplement dans un discours exprès et publiquement, et qui fut fort approuvé. Les sieurs Saint-Jacques sont des charlatans, *ne dicam pejus.* (Id.)

VI.

En 1640, l'œuvre des consultations charitables devait amener un véritable conflit avec la Faculté.

L'idée pratique de Renaudot n'était-elle pas propre, en effet, à suggérer de sérieuses réflexions aux dogmatiques de l'École qui avaient savouré si longtemps, dans leur *statu quo,* une complète quiétude ?

Argumenter dans des séances solennelles où les amours-propres se surexcitaient ; faire consister les épreuves en des discussions théoriques sur les doctrines et les livres consacrés et approuvés par la Faculté ; tout cela était propre à faire des rhéteurs et des sophistes plutôt que des praticiens.

Renaudot, assisté de ses deux fils et secondé par des médecins de l'École de Montpellier et des petites universités de province, avait vu les étudiants rechercher près de lui un genre d'instruction que l'École de Paris ne leur donnait pas. Examiner, interroger des malades, assister à des conférences sur chaque cas particulier de maladies, était pour eux une nouveauté. Jusque-là, ce n'était qu'en suivant en ville les visites d'un docteur, ou en obtenant le patronage des médecins de l'Hôtel-Dieu, que de rares privilégiés pouvaient faire un peu de clinique.

L'innovation de Renaudot devant entraîner le succès, la Faculté en prit ombrage et voulut réagir contre cette situation où des médecins étrangers jouaient un rôle qu'elle ne pouvait tolérer plus longtemps. La lutte s'engagea, activée, d'un côté, par Courtaud, de Montpellier, et accentuée par Guillemeau, de la Faculté de Paris. De part et d'autre, on pratiqua l'invective et on eut recours aux injures les plus violentes.

Richelieu, ayant eu à remplir le rôle d'arbitre dans cette situation, ne donna à la Faculté d'autre satisfaction que celle-ci : « Faites mieux que M. Renaudot. »

Et, en effet, la Faculté fit publier et afficher que des consultations gratuites étaient ouvertes, rue de la Bucherie, les samedis de chaque semaine. Six médecins étaient chargés d'examiner les malades et de discuter leurs cas.

La comparution devant Richelieu s'était passée entre Renaudot et Moreau, alors doyen de la Faculté; ce qui fait dire à Gui Patin, avec une mélancolie résignée :

Son Éminence, en quelque façon, interposa son autorité

sur ce débat; car il a dit lui-même à M. Moreau qu'il désirait qu'il n'existât plus. Il faut obéir à ce grand homme.

Ce renvoi, dos à dos, de la Faculté et de Renaudot devait enorgueillir ce dernier et encourager son audace. En 1642, il déposa une plainte contre Gui Patin qui, dans une préface latine aux œuvres de Sennert, l'avait traité de *nebulo* et de *blatero* (vaurien, babillard). Mais Gui Patin plaida lui-même sa cause avec une verve et une faconde si entraînante, que Renaudot fut débouté de sa plainte.

Voici ce qu'en raconte Gui Patin devenu vantard :

Pour le gazetier, jamais son nez (¹) ne fut accommodé comme je l'ai accommodé le 14 août de l'année passée, aux requêtes de l'Hôtel, en présence de quatre mille personnes. Ce qui m'en fâche, c'est que *habet frontem meretricis, nescit erubescere...* Je n'avais rien écrit de mon plaidoyer, et parlai sur-le-champ par cœur près de sept quarts d'heure.

Trois ans après, il revient sur cette affaire :

Deux avocats qui venaient de plaider contre moi me mirent en humeur de faire mieux qu'eux et de dire de meilleures choses. L'un ni l'autre ne purent prouver que *nebulo* et *blatero* fussent termes injurieux : ils me donnèrent si beau champ que leurs faibles raisons servirent à me justifier aussi bien que toute l'éloquence du monde, et mon innocence me fit obtenir si favorable audience, que j'eus l'auditoire de tous les juges pour moi : *et censorem, et curiam, et quirites.*

(¹) La nature avait pourvu Renaudot d'un nez des plus camus, qui l'exposa à des railleries trop souvent répétées.

VII.

Ce premier revers de Renaudot devait en entraîner un plus grave.

Le Père Joseph était mort en 1639. Le cardinal de Richelieu mourut lui-même le 6 mars 1643, et, deux mois après, Louis XIII aussi quittait ce monde.

Renaudot se trouva dès lors dans cette triste et difficile situation où toutes les animosités qu'avait suscitées le despotisme de Richelieu devait réagir contre lui. Sa gazette surtout, qui jusque-là avait fait sa force par le parti que Richelieu lui-même en tirait contre les grands corps de l'État, devait être comptée au nombre de ses principaux griefs ; à côté de toutes ses autres œuvres, elle lui avait aliéné le Parlement.

La Faculté mit à profit ces dispositions ; elle le fit comparaître au Châtelet, pour exercice illégal de la médecine. Renaudot succomba encore dans cette affaire, et défenses furent faites, à lui et à ses adhérents, non médecins de la Faculté de Paris, d'y exercer la médecine en aucune façon. Il en appela devant le Parlement, où il se vit condamner sur tous les points et à tous les dépens.

La Cour ordonna la fermeture des consultations gratuites et du mont-de-piété. Elle ne lui laissa que la gazette et le bureau d'adresses.

Le procès avait été jugé le 1ᵉʳ mars 1644. Dès le 8 mars, Gui Patin écrivait à son ami Spon, de Lyon.

M. l'avocat général Talon donna ses conclusions par un plaidoyer de trois quarts d'heure, plein d'éloquence, de beaux passages bien triés et de bonnes raisons, et conclut que le gazetier ni ses adhérents n'avaient nul droit de faire la médecine à Paris, de quelque université qu'ils fussent docteurs, s'ils n'étaient approuvés de notre Faculté, ou médecin du Roi ou de quelque prince du sang servant actuellement. Puis après il demanda justice à la Cour pour les usures du gazetier, et pour tant d'autres métiers dont il se mêle et qui sont défendus. La Cour confirma la sentence du Châtelet,... ordonna que le gazetier cesserait même sa chimie, de peur, avait dit M. Talon, que cet homme qui a tant d'envie d'en avoir par droit et sans droit, n'ait enfin envie d'y faire la fausse monnaie.

Le 29 avril, il a quelques paroles adoucies pour la Faculté de Montpellier :

Le gazetier est un fourbe qui s'est, en ce procès, joué de l'honneur de la Faculté de Montpellier, comme un chat fait d'une souris, ou comme fait le singe de la patte d'un chat, à tirer les marrons du feu. S'il eût gagné son procès, il eût rempli, et par son avarice et pour nous faire dépit, tout Paris de force charlatans, auxquels il eût communiqué son pouvoir, qu'il eût fait ici passer pour des docteurs de Montpellier, dont l'ignorance toute claire et bien avérée eût fait grand tort à cette fameuse université.

Le 9 juin, il s'abandonne à ses plus fortes diatribes :

Le gazetier ne pouvait pas se contenter dans la médecine qu'il n'a jamais exercée, ayant toujours tâché de faire quelque autre métier pour gagner sa vie, comme de maitre d'école, d'écrivain, de pédant, de surveillant dans le huguenotisme, de gazetier, d'usurier, de chimiste, etc. Le métier qu'il a le moins fait est la médecine qu'il ne saura jamais; c'est un fanfaron et un *ardelio* duquel le caquet a été rabaissé par cet arrêt, que nous n'avons pas tant obtenu par notre puissance que par la justice et bonté de notre cause, laquelle était fondée sur une police nécessaire en une si grande ville contre l'irruption de tant de barbares qui eussent ici exercé l'écorcherie plutôt que la médecine.

Et enfin, le 6 décembre, il exalte le triomphe de la Faculté, en regard de Richelieu :

Tous les hommes particuliers meurent, mais les compagnies ne meurent point. Le plus puissant homme qui ait été depuis cent ans en Europe, sans avoir la tête couronnée, a été le cardinal de Richelieu. Il a fait trembler toute la terre ; il a fait peur à Rome; il a rudement traité et secoué le roi d'Espagne, et néanmoins il n'a pu faire recevoir dans notre compagnie les deux fils du gazetier qui étaient licenciés et qui ne seront de longtemps docteurs.

Sans doute, ces paroles sont propres à rehausser l'orgueil professionnel. Elles feraient regretter les corporations si le despotisme qui s'y rattachait et dont les luttes acharnées de cette époque étaient la conséquence, n'en faisaient pas ressortir tous les inconvénients. Aujourd'hui, l'association médicale elle-même est impuissante à réprimer des abus de bien des sortes. Il ne s'agit plus de rivalités entre les Facultés de France. La libéralité française s'est internationalisée au profit d'étrangers desquels on n'exige aucune garantie de savoir ni d'expérience.

VIII.

Le procès de 1644 avait dû être pour Renaudot un véritable désastre; mais ni lui ni sa petite armée n'en furent abattus. Dès 1648, un médecin de Montpellier, Magdelain, obtenait du grand Conseil un arrêt qui, contrairement à celui du Parlement, l'autorisait à pratiquer la médecine à Paris.

De 1650 à 1655, les hostilités s'accentuèrent; de part et d'autre on se lança les traits les plus envenimés.

En 1652, Chartier, le jeune, public son libelle antimonial intitulé : *La Science du plomb sacré des sages.* Il est chassé de la Faculté; et Blondel, le plus fougueux censeur de l'antimoine, répond à son factum par des pamphlets de peu de portée, l'*Alctophanes,* *Pythœgia,* etc.

Bientôt après, l'un des fils de Renaudot, Eusèbe, met au jour l'*Antimoine justifié et l'Antimoine triomphant,* avec cette épigramme d'une impertinence vengeresse :

> *Est in quibusdam tanta perversitas*
> *Ut, inventis frugibus, glande vescantur.*

Il fortifie son libelle, non-seulement par l'adhésion d'un grand nombre de docteurs de la Faculté de Paris, mais encore par des vers de quelques beaux esprits et poétereaux du temps. La crainte de subir le sort de Chartier le porte seulement à faire, en dehors de l'antimoine, quelques concessions *à la saignée et au séné*.

Perreau riposte à l'*Antimoine triomphant* par le *Rabat-joie de l'antimoine*. Après lui, vient Merlet qui donne aussi sa réplique à Eusèbe. Ce ne fut plus seulement de l'injure; ce fut de l'emportement, de la colère, sans frein et sans mesure. De part et d'autre on était en pleine orgie d'invectives et d'insultes personnelles.

Mais, à côté de toutes ces diatribes, le coup le plus sensible que devaient subir les puristes de la Faculté partit de la maladie du Roi, à Mardick, en 1658. Ici, les faits eurent leur fatalité. Le Roi, atteint d'une fièvre à caractères typhiques, avait déjà été saigné et purgé plusieurs fois par Valot et les autres médecins de la Cour. Le mal empirait: Paris était en angoisses, non-seulement chez les grands, mais encore dans le peuple. Mazarin se trouvait près du Roi: il fit venir Guénaut qui, dans une consultation solennelle, proposa le vin émétique, au gré du cardinal. On en donna une once: elle procura 22 évacuations à la suite desquelles le Roi se trouva beaucoup mieux. *Post hoc, ergo propter hoc* ; Guénaut était un sauveur: on lui appliquait le *veni, vidi, vici*, de

J. César. Scarron lui adressait un sonnet à cette occasion ; le Père Carneau, un poème. A la Cour et dans le public, l'enthousiasme était général, et l'engouement pour l'antimoine ne fit que s'accroître jusqu'à ce que, en 1665, le doyen du jour, Jacques Thévart, présenta au Parlement une requête qui, appuyée par 92 docteurs de la Faculté sur 102, devait amener le fameux décret du 10 avril 1666. L'antimoine, proscrit et honni en 1566, avait son centenaire triomphal.

Cette magnifique revanche fut encore suivie, deux ans plus tard, d'un arrêt du grand Conseil qui reconnaissait aux étrangers le droit d'exercer dans la capitale, moyennant certaines formalités à remplir.

Telle fut l'insigne réparation du coup de foudre de 1644. Mais le pauvre Théophraste n'eut pas le bonheur d'y assister. Il était mort treize ans auparavant.

IX.

Nous allons prendre dans Gui Patin le développement des faits dont nous n'avons donné ci-dessus qu'une courte analyse; nous laisserons à l'auteur ses exagérations passionnées et son évidente partialité.

Jean Chartier avait ouvert le feu des grandes luttes par son *Plomb sacré des sages*. Cl. Germain y avait répondu par son *Dialogue de l'orthodoxe, ou De l'Abus de l'antimoine,* la seule pièce modérée qui se soit produite dans ce tohu-bohu de libelles et de pamphlets.

Voici le jugement qu'en porte Gui Patin dans ses lettres à Belin et à Falconnet :

Le jeune Chartier a été chassé pour n'avoir pas voulu soumettre au jugement de la Faculté son libelle *la Science du plomb sacré des sages, ou l'Antimoine,* qu'il n'avait fait qu'en intention de flatter feu M. Vautier, afin qu'il lui donnât quelque chose. Mais les Provençaux ne donnent rien ; aussi n'a-t-il rien eu, et est gueux comme un peintre, tout près de mourir en prison pour ses dettes, comme un petit safranier... ; son livre est indigne d'être lu ; celui de M. Cl. Germain est plus raisonnable... Comme, le lendemain de la Saint-Luc, il pensait entrer après la *messe* dans notre assemblée, il en fut chassé avec opprobre ; c'est un petit fripon qui doit dix mille livres plus qu'il n'a vaillant, et qui est au bout de son rolet, *redactus ad incitas.*

Ce J. Chartier, fils de René Chartier, le célèbre traducteur des œuvres d'Hippocrate et de Galien, était médecin de la reine d'Angleterre, seul titre qui le recommande. Ce qu'il y avait de plus remarquable dans son ouvrage, insignifiant au fonds, c'était le frontispice d'un symbolisme des plus agressifs et qui explique l'indignation de ses adversaires. On y voyait un hibou, portant des lunettes, et entouré de torches allumées. Au-dessous on lisait :

> Le hibou fuit la clarté vivifique ;
> Et, quoiqu'il ait lunettes et flambeaux,
> Il ne peut voir les secrets les plus beaux
> De l'antimoine et du vin émétique.

Le pamphlet d'Eusèbe Renaudot, *l'Antimoine justifié et l'Antimoine triomphant,* fut pour Gui Patin la con-
sommation d'un double scandale ; car plus de 60 dissidents de la Faculté avaient adhéré à cette œuvre.
Voici comment il s'en épanche près de son ami Spon :

L'in-quarto du gazetier pour l'antimoine est gros d'un
doigt. C'est un méchant livre et un misérable galimatias
de gazette ; vous ne l'aurez jamais vu deux heures qu'il ne
vous fasse pitié. Il aura sa réponse quelque jour, combien
qu'il ne la mérite pas ; mais c'est afin que le peuple soit
détrompé : d'honnêtes gens s'en mêlent et que vous ne lais-
sez pas....

Il court ici une pièce fort secrète, en deux demi-feuilles
imprimées, touchant le mérite de quelques-uns de nos docteurs, qui ont, par la cabale de Guénaut, signé que l'antimoine est un excellent remède. Je vous les envoie afin que
vous les lisiez et les gardiez fort secrètement sans les
montrer à personne ; je ne les ai que d'hier au soir. Je ne
sais pas encore au vrai qui en est le propre auteur ; mais
je crois que c'est M. Merlet le père, et même on me l'a assuré. Il y a là-dedans beaucoup de choses que je lui ai ouï dire,
joint qu'il hait fort l'antimoine et Guénaut encore davantage.
Vous verrez là dedans *propudium scholæ nostræ et infamiam
sæculi.* Aussi, à vous dire vrai, tous ces maîtres signeurs
sont le fretin et la racaille de l'École, qui la plupart en ont
honte et en sont en une extrême confusion. Les gens de
bien n'en demeureront point là.

Dans une autre lettre à Falconnet, sur le même
sujet, il annonce que le gazetier sera relancé, non-
seulement par Perreau et Merlet, mais encore par
Germain, et surtout par le vieux Riolan. Mais, pour
ces deux derniers, ces beaux projets n'ont pas abouti..

La légende qu'il attribue à Merlet, ne passe pas tout à fait inaperçue dans sa correspondance. Malgré le peu de cas qu'il en fait, c'est toujours, pour lui, une occasion de déverser sa bile. Il écrit à Spon :

La troupe *stibiale et stygiale* est ici fort scandalisée de la légende que je vous envoyai dans ma dernière : ils sont fort en peine d'en découvrir l'auteur, afin de le mettre en procès et d'en tirer réparation d'honneur. Qui qu'il soit, je ne le tiens pas fort bien caché, puisque cela a passé par les mains de l'imprimeur, qui pour quelque récompense pécuniaire le peut déceler. Plusieurs en ont été soupçonnés : j'en ai eu ma part, mais le soupçon a passé et est allé sur d'autres. Il est encore malaisé de savoir qui en est le vrai auteur, quoique celui que je vous ai mandé en soit plus soupçonné. La pièce est un peu trop basse et chétive pour ce que méritent ces infâmes et lâches âmes qui, pour de l'argent ou des promesses, se sont laissées gagner à Guénaut et ont signé que l'antimoine est un remède innocent.

Le fameux *Rabat-joie* de J. Perreau avait été annoncé comme devant draper vigoureusement E. Renaudot ; mais, après l'annonce, Gui Patin n'en dit plus rien dans ses lettres.

Quant au pamphlet de Merlet, qui dépassait en violences toutes les agressions qui l'avaient précédé, Gui Patin ne lui accorde que cette courte appréciation :

Le livre de M. Merlet est bon ; il n'y a rien que de vrai, mais il est trop court et trop sec. Quand on lui a dit cela, il a répondu qu'il n'avait écrit contre le gazetier que pour montrer ses fautes et ses impostures, qui sont presque innombrables.

X.

Nous arrivons à la maladie du Roi, à ce coup fatal dont Gui Patin voudrait réduire la portée et qu'il n'envisage qu'avec un optimisme factice et de convention pour lui-même.

La première lettre à Spon (16 juillet 1658) est un exposé alarmiste et une critique amère de la situation contre les médecins de la Cour :

Le Roi est tombé malade à Mardick, d'où il a été mené à Calais ; on commence ici les prières publiques pour sa convalescence. Le Saint-Sacrement est exposé sur les autels, et les prières des quarante heures se disent dans les églises. Je prie Dieu qu'il guérisse, car j'aurais appréhension de grands désordres à la Cour, et même dans tout le royaume *si quid humanitus ei contingeret.* Néanmoins, on n'en fait point ici la petite bouche : on dit ici publiquement que *periclitatur ratione morbi et ratione medicorum,* qui sont Valot, Guénaut et Daquin. Je ne sais pas si ce dernier voit le Roi, mais il est allé avec Guénaut sans y avoir été mandé, sous ombre qu'il est médecin par quartier, et auparavant il était garçon apothicaire de la feue Reine mère. Ne voilà-t-il pas un puissant Roi de France en bonnes mains ? Ne diriez-vous pas que les charlatans ne sont soufferts et tolérés que pour maltraiter les princes ? *Vide et ride impudentiam sæculi.* En attendant, pourtant je souhaite que bientôt il nous vienne quelque bonne nouvelle de sa convalescence On prie Dieu ici partout pour sa santé dans les paroisses, etc. M. le chancelier a envoyé à chaque monastère une aumône de 100 livres, afin qu'ils prient Dieu aussi bien que les autres.

Verum quid sunt illæ preces profuturæ, si decreta Dei sunt immutabilia? Quomodo verum erit illud sibyllinum : Desine fata Deum flecti sperare precando.

La seconde lettre rabat le rôle du vin émétique et exalte la valeur de la saignée :

M. Baralis le fils est revenu de la Cour, où il était en quartier ; il nous a raconté toute la maladie du Roi. Je vous assure que le Roi n'a pris que le tiers d'une once de vin émétique ; car l'once n'avait été mise qu'en trois doses d'infusion de casse et de séné, et d'autant que la première prise n'avait que trop opéré, il ne prit pas les deux autres, car il le fallut saigner, s'étant trouvé plus mal, et aussi fut-il saigné plusieurs fois depuis. De sorte que le Roi ne doit du tout rien de sa santé à ce remède mortifère. Si le Roi fût mort, l'on n'eût jamais manqué de leur reprocher qu'ils eussent donné du poison au Roi, et ils se sont mis en grand danger d'un tel reproche.

Ensuite, il tâche de se consoler en produisant des vers latins, passablement forcés, qu'on vient de lui donner sur la maladie du Roi, et dans lesquels l'intervention de Dieu est opposée à celle de l'émétique :

> *Vivis ab epoto cur, rex Lodoïce, veneno,*
> *Quid mirum? stibio plus valuere preces :*
> *Id cœli non artis opus, etc.*

De la sentimentalerie au lieu d'arguments, ce n'est pas son genre ordinaire !

Au reste, si Gui Patin n'avoue, dans aucune de ses lettres, qu'il est vaincu et abattu par l'arrêt de

1666, son mutisme, à partir de cette époque, a son éloquence.

L'arrêt du Parlement avait été rendu le 10 avril 1666; voici les seules paroles qu'il lui inspire dans une lettre à Falconnet du 30 juillet suivant:

Je ne sais pas qui est celui des nôtres qui a écrit à Lyon que ce n'est pas sans mystère que l'antimoine a prévalu. Donnez-vous un peu de patience, il en sera parlé. Il viendra un factum, un arrêt, et un livre en latin. Il est ici peu de malades, et le vin émétique y est fort décrié. La cabale de cette dernière assemblée a fait tort à sa réputation. Ces messieurs disent qu'un poison n'est point poison dans la main du bon médecin. Ils parlent contre leur propre expérience, car la plupart d'entre eux ont tué leur femme, leurs enfants et leurs amis. Quoi qu'il en soit, pour favoriser les apothicaires, ils disent du bien d'une drogue dont eux-mêmes n'oseraient goûter. Je me console parce qu'il faut qu'il y ait des hérésies, afin que les bons soient éprouvés; mais je n'ai jamais été d'humeur à adorer le veau d'or, ni à considérer la fortune comme une déesse. Dieu m'en préserve à l'avenir. Je suis content de la médiocrité de la mienne. Paix et peu. Dès que le vent aura changé, tous ces champions de l'antimoine se dissiperont comme la fumée de leurs fourneaux. *Ipsi peribunt : dii meliora piis.*

XI.

A partir de 1666, Gui Patin sent le terrain devenu glissant sous ses pieds, et il ne parle guère que de l'affaire de Gorris contre Blondel, le dernier lutteur de la Faculté, qui, lui, succomba sur la brèche.

La seule flèche qu'il ait lancée, dans cet intervalle, est à l'adresse d'Eusèbe Renaudot, 6 octobre
1671 :

Nous avons ici un de nos médecins fort malade, c'est
E. Renaudot qui a fait autrefois l'*Antimoine triomphant.* Il
a ressemblé à celui qui pensa une fois en sa vie à l'empire,
il a pensé à la charge de premier médecin, espérant beaucoup en M. de Montausier, gouverneur de M. le Dauphin.
Mais son épée s'est trouvée trop courte, il n'a pu y atteindre, dont on allègue trois raisons : la première est
qu'il est puant de corps et d'âme, je crois même qu'il est
punais ; la deuxième, c'est qu'il a la vue presque perdue:
la troisième, qu'il est grand charlatan, et il a eu raison d'intituler son livre l'*Antimoine triomphant ;* car pour triompher,
il fallait en avoir tué pour le moins six mille. Ainsi a fait
l'antimoine et bien par delà, avec son écrivain et sa *sequelle.*
qui sont plusieurs faux frères gagnés par les apothicaires, qui
enragent que le peuple connaisse la casse, le séné et le
sirop de roses pâles, dont il est fort soulagé. Je ne saurais
souffrir cette tyrannie, laquelle nous fait passer pour des
coupeurs de bourses. Pour souffrir cela, il faut avoir une
âme vénale et aussi mal faite qu'un apothicaire, qui était
défini par M. Hautin : *Animal fourbissimum faciens bene
partes et lucrans mirabiliter* (¹).

Ce jet de sa verve enfiélée contre le nom de Renaudot fut le dernier.

Gui Patin mourut 10 mois après, le 30 août 1672.

(¹) On voit comme cette fin de lettre explique bien les mémoires d'apothicaires contrôlés par Argan dans le *Malade imaginaire.* Mais, la satire de Molière, plus fine et plus modérée,
est aussi plus délicate dans sa forme.

IIIᵉ PARTIE

QUELQUES CRITIQUES SUR GUI PATIN

—

Dans les diverses parties de notre travail, nous avons envisagé le rôle satirique de Molière contre les médecins de son temps : c'est à ce titre seul que nous l'avons mis en rapprochement avec Gui Patin. Si, ensuite, nous avons fait intervenir Th. Renaudot, ce n'a été aussi que comme grand provocateur des conflits qui devaient préparer des thèmes et fournir des sujets aux comédies de Molière.

Nous ne terminerons pas cette étude sans jeter un dernier coup d'œil sur celui qui en fut l'objectif principal, et qui, par les séductions de son esprit, nous a attiré si souvent à la lecture de ses lettres.

Gui Patin a eu des détracteurs.... Il a eu aussi des admirateurs plus nombreux ; et nous comptons parmi ces derniers. Mais nous avons garde de tout engouement, et le rayonnement des qualités les plus brillantes ne doit pas éblouir nos yeux sur ses défauts.

Ses lettres sont remplies de tant de science, de tant d'érudition littéraire, historique et bibliographique ; elles touchent à des faits si multipliés de politique générale et surtout locale en ce temps des agitations de la Fronde ; elles sont si variées en appréciations sur les hommes célèbres du passé et du présent ; elles ont des jets d'esprit, des saillies d'humour, des mouvements de bile si imprévus, tantôt contre des confrères indignes, tantôt contre la moinerie et la secte loyolitique, tantôt contre Mazarin, etc. ; en un mot, elles assaillent l'esprit de tant d'impressions qu'elles laissent au cerveau un étourdissement analogue à celui du kaléidoscope pour les yeux ([1]).

Pour tout esprit libéral et disposé à examiner sans prévention ce qui en ressort pour la libre pensée, cette première impression est tout à fait à l'avantage de l'auteur, et l'on admire, à la fois, son caractère autant que son esprit. Mais, après plusieurs lectures, attentives et réfléchies, si l'esprit reste tout entier, le caractère devient discutable sur certains points.

Après avoir affirmé, précédemment, quelques critiques contre Gui Patin, médecin, nous reconnaissons sans peine qu'un sérieux jugement sur les sujets si multiples de sa science personnelle est hors de

([1]) Ces lettres, au nombre de 836, dont la moyenne est de 4 à 5 pages, forment 3 forts volumes in-8°.

notre portée. « *Notre épée est trop courte* », comme il dirait lui-même. Qu'il nous soit permis, seulement, de contredire à l'apologie trop absolue de Réveillé-Parise dans sa notice de l'édition de 1846.

La ligne de conduite de Gui Patin, c'est-à-dire son caractère, sa manière d'agir en regard de la société de son temps, nous semble procéder d'un fonds d'éclectisme philosophique et aussi d'un peu du machiavélisme dont s'inspirait le plus intime de ses amis, Gabriel Naudé, le célèbre bibliothécaire de Mazarin.

Dis-moi qui tu hantes.. je dirai qui tu es.

Appliquer ce proverbe à des fréquentations passagères, à des amitiés de peu de durée, ce serait en fausser la portée. On lui doit reconnaître quelque valeur quand il se formule en vue de deux personnalités dont l'attachement inéluctable s'est maintenu pendant toute la vie et dont les goûts sympathiques se sont accentués par des faits qui dénotent les relations les plus cordiales et les plus intimes.

Ces dernières conditions se rencontrent dans les deux existences, quelquefois séparées, de G. Naudé et de Gui Patin.

Dès 1648, celui-ci écrivait à Falconnet :

M. Naudé, bibliothécaire de M. le cardinal Mazarin, intime ami de M. Gassendi, comme il est le mien, nous a engagés, pour dimanche prochain, à aller souper et coucher nous trois en sa maison de Gentilly, à charge que nous ne serons que nous trois, et que nous y ferons la débauche ; mais Dieu sait quelle débauche ! M. Naudé ne boit naturellement que de l'eau, et n'a jamais goûté vin. M. Gassendi est si délicat qu'il n'en oserait boire, et s'imagine que son corps brûlerait, s'il en avait bu : c'est pourquoi je puis bien dire de l'un et de l'autre ce vers d'Ovide :

Vina fugit, gaudetque meris abstemius undis.

Pour moi, je ne puis que jeter de la poudre sur l'écriture de ces deux grands hommes ; j'en bois fort peu et néanmoins ce sera une débauche, mais philosophique, et peut-être quelque chose davantage ; peut-être tous trois, guéris du loup-garou et délivrés du mal des scrupules, qui est le tyran des consciences, nous irons peut-être fort près du sanctuaire. Je fis l'an passé ce voyage de Gentilly, avec M. Naudé, moi seul avec lui, tête à tête, il n'y avait point de témoins, aussi n'y en fallait-il point : nous y parlâmes fort librement de tout, sans que personne en ait été scandalisé (¹).

Plus tard, en 1653, quand Naudé quitte la cour de la reine de Suède pour revenir à Paris, Gui Patin pousse cette exclamation :

J'aime mieux qu'il soit ici que là : tout le Nord ne vaut point ce digne personnage.

La même année, il annonce à Spon la mort de son

(¹) Je pense, dit Réveillé-Parise, qu'il ne fallait pas de témoins à leur conversation ; elle était assurément bien au-dessus de l'époque où ils vivaient ; leur génie pressentait l'avenir, car déjà était commencée la longue lutte de la lumière contre les ténèbres.

bon ami qu'il regrette à toute heure. Il le remercie des quatre vers qu'il a fait en son honneur :

Si vous voulez en faire encore d'autres, ou quelque prose selon votre loisir, vous le pouvez hardiment entreprendre, le temps ne vous presse point. Le pauvre ami était de tel mérite que j'en porterais volontiers le deuil sur le dos, et publiquement, aussi bien comme je le porte dans le cœur.

Réveillé-Parise vient encore confirmer cette si grande intimité : « Il y avait une telle conformité d'opinions, d'idées, de philosophie dans ces deux savants, que leur amitié fut inébranlable : elle était comme d'instinct, de cœur à cœur. »

Avant d'arriver à la révélation que Gui Patin donne plus tard sur le caractère de son ami, il était indispensable d'établir toutes ces constatations de l'entente complète qui avait régné entre eux. Or, voici ce qu'il dit dans une lettre à Spon en 1663 :

Je ne veux point oublier que M. Naudé faisait grand état de Tacite et de Machiavel ; et, quoi qu'il en soit, je pense qu'il était de la religion de son profit et de sa fortune, doctrine qu'il avait puisée et apprise *in curia romana*.....

En relevant certains faits dans la correspondance longue et suivie de Gui Patin, on rencontre des contradictions qui semblent découler d'une philosophie analogue à celle de Naudé : peut-être bien que, lui aussi, fut de la religion de son profit et de sa fortune.

Les jugements contradictoires qu'il porte sur différents individus ne sont pas rares dans ses lettres. En voici un des plus remarquables :

Le 15 août 1651, il fait à Falconnet l'énumération de quelques-uns des « *incomparables* » de la Faculté, c'est-à-dire de ceux qui se sont montrés les plus fermes dans la *bonne doctrine*. Il en est

Qui lui sont plus précieux que les diamants,

et, parmi eux, il classe Guillemeau.

En janvier 1655, au sujet des violentes disputes auxquelles se livrent *Courtaud* et *Guillemeau,* il dit de ce dernier :

C'est un excellent homme, personnage de crédit et d'autorité, et autant homme d'honneur que j'en connaisse ; fort habile homme, grand sens, grand esprit, grand jugement ; beaucoup de biens, beaucoup d'amis. Regardez si M. Courtaud n'est pas fort mal conseillé de s'y prendre comme il fait.

Eh bien, l'année suivante, le 24 octobre 1656, il écrit à Spon en lui annonçant la maladie de Guillemeau :

M. Guillemeau a été un courtisan recuit et rusé, *qui privatæ rei suæ studuit : ex eo tamen laudandus,* qu'il a toujours été du bon parti, et dans les bons sentiments de la méthode et de la saignée, de la paucité des remèdes, de l'antimoine et de toute la chimie, qui est, à purement et à proprement parler, la fausse monnaie de notre métier.

Et, deux mois après, voici l'oraison funèbre qu'il lui fait :

Je vois bien des gens qui ont en divers temps connu feu

M. Guillemeau, mais je n'en vois aucun qui en ait jamais autant su que moi. Nous étions de même licence ; je l'ai hanté trente-deux ans entiers, et j'ai eu participation de l'esprit du compagnon, courtisan autant que pas un : *callidissimum et æstuosissimum histrionem aulicum intus et in cute apprime novi*. Son autre médecin avec moi était le bonhomme *Baralis*, qui ne l'a bien connu qu'après sa mort : je n'y ai point été trompé. Il ne m'a rien laissé par testament, il y a plus de vingt-quatre ans que je l'ai cru ainsi : *ex perspecta hominis indole*. Cet homme se jouait de son esprit, *sed ad rem suam potissimum attendebat*.

On voit le rapprochement des dates dans cet exposé des faits ; il est tel que la versatilité de l'auteur ne reste guère facile à expliquer par de bonnes raisons ; faut-il en trouver la cause dans cette phrase qui, après tout, sent la déception : *il ne m'a rien laissé par testament?*....

Réveillé-Parise a dit : « Quoique Gui Patin aimât à gagner de l'argent par sa profession, on ne voit rien en lui de l'homme avide de s'enrichir par toutes voies et moyens ; il se vante même d'être complétement guéri de la philargirie. »

« Par toutes voies et moyens », non, sans doute ; il est loin d'aller jusque-là : mais l'amertume de son langage contre sa belle-mère et son beau-père, et les variations de ses jugements sur Guillemeau sont loin de prouver son désintéressement.

La lettre qui annonce à Spon la mort de sa belle-
mère a quelque chose de pénible à entendre :

Elle mourut sur le soir, fut enterrée le lendemain avec
beaucoup de cérémonies, *ut fit apud nos*, fort inutiles et
superflues, *ut pote quœ potius ad morem, quam ad rem per-
tineant.* Nous ramenâmes ici le lendemain le bonhomme
son mari, qui est plus décrépit qu'elle, combien qu'il soit
de quelques années moins vieux : *ad dementiam senilem
prope redactus, miseram vitam trahit.* On nous fait espérer
qu'après sa mort nous aurons une grande succession : *quod
utinam tandem contingat !* On nous fait ici de grands habits
de deuil à la bourgeoise, *quod invitus patior;* mais c'est
qu'il faut hurler avec les loups et badiner avec les autres
bêtes. *Non minima pars est humanœ sapientiœ posse pati
ineptias hominum;* et ceux qui ne s'y peuvent accoutumer
ou ranger n'ont qu'à faire comme a fait ma belle-mère, *eo
migrandum est, unde negant redire quemquam.* C'était une
excellente femme dans le soin du ménage et dans la peine
qu'elle y a prise. Pour sa grande économie, il eût mieux
valu que son mari fût allé le premier; mais, *sic placuit su-
peris, quœrere plura nefas.* Je ne me saurais donner la
peine de la pleurer beaucoup, vu qu'elle était trop vieille
et trop souvent malade.

Six mois auparavant, son beau-père avait été atteint
d'une pneumonie grave. Après avoir détaillé avec
complaisance les succès de huit saignées subies par
ce vieillard de 80 ans, il ajoute :

Bien des gens auraient peine à croire cela et croiraient
plutôt quelque fable d'un julep cordial. Il m'en témoigne
bien du contentement, mais, quoiqu'il soit fort riche, il ne
donne rien non plus qu'une statue. La vieillesse et l'ava-

rice sont toujours de bonne intelligence ; ces gens-là ressemblent à des cochons qui laissent tout en mourant et qui ne sont bons qu'après leur mort ; car ils ne font aucun bien pendant leur vie. Il faut avoir patience ; je ne laisserai pas d'avoir grand soin de lui. Dieu m'a donné le moyen de me passer du bien d'autrui et de vivre content jusqu'ici sans avoir jamais pensé à mal ; il ne m'ennuiera jamais de sa longue vie.

On lit aussi dans la notice de Réveillé-Parise :

« Une de ses qualités était d'aimer à dire, à signaler l'utile, même avec témérité. »

Cette appréciation nous semble irréfléchie ; car, de la part de Gui Patin, l'utile se trouvait souvent en butte à un parti pris, à des préventions mal fondées, à des complaisances. Pourquoi combattait-il avec tant de passion la chimie nouvelle ?... Parce qu'elle était fille de l'alchimie, sans doute... Mais, ce grand ami de l'utile s'est-il fait un devoir de jeter seulement les yeux sur cette science naissante ? a-t-il songé à l'éprouver, à la soumettre à la moindre étude, à la moindre expérimentation ? Loin de là, il n'a su lui opposer que la négation la plus inerte, et se retrancher dans une résistance passive que rien ne justifie.

Pourquoi n'adopte-t-il ni ne rejette-t-il entièrement la grande découverte de Guillaume Harvey ?... Parce qu'il voulait complaire à son protecteur Riolan... Est-ce bien là qu'il a mis « son esprit, son courage et sa plume au service de la vérité ? »

Que Réveillé-Parise vante sa force morale, la fermeté de son caractère dans l'accomplissement de ses fonctions de doyen ; qu'il le représente s'identifiant à sa position de haut dignitaire, *caput facultatis, vindex disciplinæ, custos legum ;* là Gui Patin est vaillant dans son rôle de défenseur des droits et des prérogatives de la Faculté et de la corporation.

Mais, où est passée cette énergie en présence de certains faits qui ressortent de ses lettres ?

Que devient l'acerbe censeur de tant de personnalités quand il apprend que le chimiste Arnaud médite contre lui un pamphlet portant le titre : *Patinus fustigatus ?* Ses lettres vont nous l'apprendre :

A Spon, 17 septembre 1649.

M. Mosnier, ami de M. Duprat, me vient de donner avis qu'un sien ami, chirurgien à Lyon, nommé M. Hébert, l'a averti qu'on imprime à Lyon un livre contre moi, intitulé : *Patinus fustigatus,* dont l'auteur est un nommé Arnaud, médecin de Montpellier. Cette nouvelle ne m'étonne ni ne me surprend pas. *Novi contentiosum ingenium infelicis sæculi, ad quod me Deus reservavit ;* mais en attendant que je puisse voir ce chef-d'œuvre, je vous prie de m'enseigner qui est cet Arnaud, de quelle vie et de quel âge, quel est son dessein ; si vous le pouvez savoir, pourquoi il écrit contre moi : si c'est en faveur des chimistes ou des apothicaires, ou si c'est qu'il entreprenne de réfuter toutes les vérités que j'ai mises en mes deux thèses, ou bien si c'est contre mes mœurs et ma personne. S'il me dit des injures je les lui laisse et lui pardonne ; s'il me dit des vérités et des raisons, de sorte que j'y puisse apprendre quelque chose, je lui en saurai gré ; s'il mérite réponse, je la lui promets, pourvu que j'en aie le loisir.

A Falconnet, 4 octobre 1650.

Je reconnais fort bien en votre personne ce que j'ai déjà souvent découvert en d'autres occasions, que nous n'avons rien de si précieux en notre vie qu'un bon ami. Le bonhomme Cicéron a dit quelque part : *Per amicos res secundæ ornantur, adversæ sublevantur.* Votre bonté m'en fournit une nouvelle preuve très-certaine, par la peine que vous avez prise de voir M. Arnaud et de conférer avec lui pour moi, dont je vous remercie très-humblement. Je vous dirai donc pour ce que vous me mandez de lui, que je le trouve bien plus raisonnable en ce que lui-même vous a dit, et au billet que vous m'avez envoyé écrit de sa main, qu'en ce qu'on m'avait mandé du titre qu'il prétendait donner à son livre ; ce titre était purement satirique, diffamatoire et capable de faire faire un procès, tant à l'auteur qu'à l'imprimeur, en faisant condamner l'imprimeur à l'amende et l'ouvrage au feu ; au lieu que, hors le titre injurieux, M. Arnaud pourrait défendre sa chimie et impugner ma thèse, laquelle en ce cas je serais obligé de défendre et de fait je le ferais de bon cœur si les objections en valaient la peine.

L'affaire, que l'on croirait arrêtée d'après cette lettre, ne l'est pas encore d'après la suivante :

A Spon, 18 octobre 1650.

J'ai aujourd'hui appris que le livre de M. Arnaud contre moi est un in-quarto qui sera gros, et ne peut être achevé si tôt ; qu'il est intitulé à chaque page : *Patinusver beratus.* Voilà un titre manifestement satirique, scandaleux et diffamatoire. Je vous prie d'en conférer avec MM. Garnier et

Falconnet, et leur dire que je crois qu'il faut agir contre lui et contre l'imprimeur, *nomine injuriarum*, ce titre étant purement diffamatoire. Je serais bien curieux de savoir pourquoi cet homme m'en veut, et quel tort je lui ai jamais fait, ou à lui ou aux siens.

Une seconde lettre à Falconnet est humble et quasi-suppliante : •

2 décembre 1650.

Je vous remercie de la Chimie de M. Arnaud, laquelle j'examinerai de bon cœur dès que je l'aurai. Je vous prie de trouver bon que je lui fasse mes très-humbles recommandations, et de l'assurer que je veux être son ami et son serviteur, s'il l'a agréable. Ma thèse ne doit point l'irriter contre moi, vu que je n'en veux qu'à l'abus de la chimie, et au désordre que nos chimistes de deçà commettent tous les jours par leur effronterie et leur ignorance. Je n'ai garde de blâmer M. Arnaud, que je ne connais point ; mais c'est autre chose de l'antimoine, qui fait ici beaucoup d'homicides tous les jours.

La troisième lettre à Falconnet exprime une satisfaction complète :

30 décembre 1650.

Je vous remercie de toute mon affection de la peine que vous avez prise de me rendre ami de M. Arnaud ; il m'a envoyé une lettre toute civile ; voilà que je lui fais réponse. Je pense qu'à l'avenir, par votre moyen, nous serons toujours bons amis ; je vous prie de la lui faire tenir, et de l'assurer que je suis son très-humble serviteur, et que je le serai toute ma vie : tâchez qu'il vous montre celle que je lui écris.

Grâce à cet excellent ami, Gui Patin respire plus à l'aise. On voit combien il redoute pour lui-même ces étrivières qu'il applique aux autres si volontiers. On comprend dès lors pourquoi il recommande assez souvent le silence et le mystère sur les faits qu'il dévoile dans sa correspondance. C'est que, s'il aime à fustiger, il redoute d'être fustigé.

Le plus comique encore, dans cette affaire, c'est la manière dont il en rappelle, quatre ans après, le souvenir à son ami Spon.

Le 26 mai 1654, il lui demande gaiement :

Qu'est devenu notre Provençal chimiste, M. Arnaud, qui était arrêté à Turin dans les prisons de l'Inquisition ? En est-il sorti ses braies nettes ?

Et quatre ans ensuite, le 27 août 1658, il lui pose cette question qui amène un flot de bile contre les chimistes :

Mais, à propos de moines et de fripons, je vous prie de me dire deux choses; la première est : que peut être devenu un certain Arnaud, moine chimiste qui voulait autrefois écrire contre ma thèse *De sobrietate*, qui fut prisonnier à Turin, et qui avait voulu autrefois être ministre à Genève ? La seconde est : quand aurons-nous le Paracelse de Genève ?... *Et hoc unum nobis deerat ad felicitatem sæculi*, que Paracelse fût imprimé de notre temps, afin que ce prince des charlatans et effronté imposteur en produise d'autres de nouveau, comme s'il n'en était pas assez partout, et que quelque canton du royaume en pût manquer, *quis enim non vicus abundat tristibus illis et obscœnis nebulonibus ac cini-*

flonibus, qui carbonum suorum fœtore omnes inficiunt ; et le monde est si sot qu'il se fie à leurs impostures.

Cette verve retrouvée, au sujet d'Arnaud, si elle a son côté qui étonne, n'est-elle pas aussi du dernier plaisant? Elle le sera davantage encore si on la rapproche d'une appréciation de Gui Patin sur les hommes timorés.

Voici ce qu'il écrivait à Spon le 10 mars 1648 :

Tout le monde n'est pas également hardi en ce pays ; ceux qui pensent être sages y adorent aussi le veau d'or et révèrent la fortune des méchants. Comme je pressais un homme de ce parti sur ce châtrement de mes thèses, il me dit que tout le monde n'était point si heureusement hardi que moi, et que *Bezoard idolum fatuorum* était bien pensé, mais qu'il n'était pas besoin de l'écrire. Je me moquai de cette objection ridicule, et lui demandai s'il dormait bien la nuit, s'il n'avait point peur du loup-garou ou des esprits qui reviennent de nuit ; que pour ceux du jour je n'en avais nulle appréhension. Voyez jusqu'où va la peur de perdre un teston ou la bonne grâce d'un apothicaire, dont je fais moins d'état que du trique-nique, comme dit le bon M. Estienne Pasquier en ses *Recherches de France*. Pour moi, je me console avec le bon roi David, et dis de bon cœur après lui : *Discite justo, quoniam bene.*

S'il n'avait point peur des esprits qui reviennent de nuit, il avait bien eu quelque appréhension des projets d'Arnaud, et avait craint, un moment, de ne pas s'en tirer *les braies nettes*.

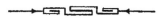

APOLOGIE DE GUI PATIN

Mais, laissons Gui Patin à ses petits travers pour revenir à ses belles qualités. Ce n'est que par la lecture répétée de ses lettres que l'on saisit ces taches de son caractère, prime-sautier par allure, et à bâtons rompus, comme l'a jugé Sainte-Beuve. Le fier doyen n'en conserve pas moins de valeur et d'attrait pour nous.

A côté de cette corde plus ou moins déplaisante à laquelle nous avons touché, il en est une, dans Gui Patin, d'une vibration magnifique; c'est celle du sentiment. Elle est, sans aucun doute, la plus propre à mettre en relief le côté le plus important de l'homme moral. C'est pourquoi, pour ses qualités, comme pour ses défauts, nous prenons les traits de sa physionomie dans ses lettres. On peut dire que, dans sa grande franchise, il s'y est dépeint lui-même. Le lecteur nous saura gré d'avoir terminé cette troisième partie de notre étude par une série de ces magnifiques mouvements où le cœur de Gui Patin s'ouvre et se met à jour.

De ses trois correspondants principaux, c'est pour Charles Spon que les épanchements de l'amitié se répètent le plus souvent et portent le mieux le cachet de la sincérité. Gui Patin avait connu Spon dès 1642 : il faut arriver à 1648 pour qu'il s'abandonne à tous les accents de son cœur. Jusque-là ses lettres ne dépassent pas l'expression d'une vive sympathie et de sentiments de gratitude à un confrère aussi obligeant que distingué. Leur liaison ne se fit donc pas à la légère, d'emblée et par engouement. Elle fut la conséquence d'une conformité de vues et de caractère, et, sans doute aussi, de leur bibliomanie respective. Comme Gui Patin, Ch. Spon fut lui-même un profond érudit, et un des célèbres médecins de son temps.

Voici le début de ces gracieuses et charmantes relations, où Gui Patin, sans beaucoup disserter sur l'amitié, en détaille la psychologie par l'expression chaleureuse de ses sentiments.

29 mai 1648.

Vous me faites trop d'honneur par votre lettre ; je n'ai rien à y répondre, sinon que je vous prie de vous tenir très-assuré de mon service, et que je ne manquerai nullement à mon devoir. Je vous suis trop obligé et en trop de façons. Je ne suis point mal avec mes parents ; mais je vous prie de croire que je ne veux point être moins bien avec vous qu'avec eux tous ensemble. La parenté vient de nature, et est par conséquent sans choix ; l'amitié a quelque chose davantage, elle agit avec jugement, et tel, de peur

de tromper son ami, devient honnête homme et s'accou-
tume à l'être *per vim relationis*. Et ainsi est vrai ce qu'a
dit un vieux scoliaste d'Aristote sur les morales : *Amicabilia
ad alterum oriuntur ex amicabilibus ad se*. Vous serez donc
assuré, s'il vous plaît, de ma fidélité et de mon service,
comme d'un homme qui désire être avec vous en aussi
bonne et forte intelligence que si nous étions frères germains et naturels.

13 juillet 1649.

Quand je pense à vous, et par conséquent à Lyon, j'aurais bien envie d'y aller, de vous y embrasser, et vous y
entretenir, et *mutuas audire et reddere voces*. Je sais bien
que l'aspect d'un si beau pays peut contenter en quelque
façon la curiosité d'un homme ; une si grande ville, deux
belles rivières, la rapidité du Rhône ; tant d'honnêtes gens
qui sont dans votre ville, tant de beaux livres qui se peuvent
trouver, de si bons et francs amis que j'y verrais, et, entre
autres, MM. Gras, Falconnet et Garnier, *humanis majora
bonis creduntur ;* mais tout cela n'est rien au prix de la
joie que j'aurais de m'entretenir en particulier avec vous
dans votre cabinet, *remotis arbitris*. Et peut-être que Dieu me
fera quelque jour cette grâce dont j'ai bien envie : aussi
y a-t-il quelque apparence qu'une certaine occasion se
présentera qui m'en donnera le moyen...

Comme je vous tiens pour mon meilleur et plus intime
ami, je prends la hardiesse de me découvrir à vous, et vous
demande avec très-humble révérence que vous ayez cette
bonté, de me donner votre avis du dessein que j'ai de faire
une méthode particulière, dont je vous ai par ci-devant
écrit quelque chose ; maintenant, je vous envoye la copie
du titre que je vous ai désigné. Je vous prie de me mander
s'il est trop long, ou bien ce qu'il y a dans les termes qui
empêche que vous m'en donniez votre approbation ; mais

je vous le demande en ami, comme j'espère que vous y répondrez. Ne me flattez point, je vous prie, faites-moi mon procès, instruisez-moi, et me remettez dans le bon chemin : *Judicioque tuo cadam vel stabo.....*

Traitez-moi en ami, avertissez-moi de ce qui vous semble, dans le titre que je vous ai envoyé, ou me dites quelque chose touchant mon dessein : *hoc debes amico.* De qui voulez-vous que j'attende de bons avis que de vous? Et combien que je sois naturellement fort docile, je vous avertis qu'il y a bien du monde que je n'écouterais pas, s'il m'en voulait donner, et au jugement duquel je ne m'arrêterais point.

19 octobre 1649.

Ne pensez pas m'avoir de l'obligation quand je dis du bien de vous à vos Lyonnais ; j'en suis si content et si très-fort réjoui, qu'il ne faut pas que vous m'en sachiez d'autre gré. Je suis alors du nombre de ceux *qui habuerunt mercedem in vita sua.* Car, puisque je suis en termes de sainte Écriture, *fortis illa et suavis de te cogitatio mihi et merces amplissima et magna nimis,* et vous prie de croire qu'il ne se passe pas de jour que je ne pense à vous plus de trois fois, avec douceur et très-ample satisfaction... Si M. Bailly, votre chirurgien, vous a parlé de moi, aussi ai-je fait de vous avec M. Rainon. J'ai peur que vous ne vous moquiez de moi quand vous me comparez à un grand luminaire : hélas ! je me tiendrais heureux si je pensais être ou avoir place entre les plus petites étoiles du firmament.

3 décembre 1649.

Est-ce tout de bon que vous me dites que vous gardez toutes mes lettres très-chèrement? Je n'ai jamais eu cette opinion qu'elles pussent mériter cet honneur; mais, d'une part, prenez garde qu'elles ne vous fassent tort ou à moi aussi pour la liberté avec laquelle je vous écris quelquefois de nos affaires publiques, si mieux n'aimez tout d'un coup en faire un sacrifice à Vulcain, que Catulle, *in pari casu*, a de bonne grâce nommé *tardipedem deum*. Tout au pis aller et quoique vous fassiez j'y consens (¹).

8 janvier 1650.

Enfin, j'ai reçu votre belle et bonne lettre, fort désirée et avidement attendue, le 5 de janvier, et vous puis jurer qu'il n'y a point eu ici de vin d'Espagne si agréable en toute la fête des Rois que m'a été la lecture d'icelle; elle m'a réjoui, elle m'a consolé, elle m'a instruit et enseigné, de sorte que j'en suis content de toutes parts.

3 mai 1650.

Prenez la peine de m'écrire un mot, et me mandez quelque chose de votre santé et si vous avez été si longtemps sans m'écrire, mais écrivez-moi seulement de votre santé, de celle de toute votre famille, *quia amore langueo*, et en cas que vous ne vouliez plus que je vous écrive, faites-moi le bien de m'en mander la raison, afin que je m'en retienne à l'avenir, si je juge que vos raisons sont bonnes, et en cas que je le puisse faire, et obtenir cela de moi-même; mais au moins sachez et tenez pour très-certain que je suis en un tel deuil de n'avoir plus de vos nouvelles, que jamais la tyrannie de Mazarin, la colère de la Reine, la guerre du prince de Condé, le siége de Paris, et les menaces des partisans, même la peur de mourir de faim durant le siége de Paris, ne m'ont pas ôté le repos de la nuit et la tranquillité de l'esprit, comme a fait la privation de vos lettres, laquelle je

(¹) A cette époque, les visites domiciliaires étaient déjà en grande pratique, et son fils Charles en fut victime plus tard, en 1668.

crois inexcusable de votre part, si vous n'avez quelques
fortes raisons ; mais il faut quelles soient bien fortes, et
même plus fortes que l'armée que le Mazarin destine à
prendre Bellegarde, et que le canon de M. de Vendôme y
fait mener...

Mais, à propos, je me souviens fort bien de vous avoir
envoyé par ci-devant mon portrait en huile, selon que vous
m'aviez fait l'honneur de le désirer ; mais ce n'a été qu'à la
charge que vous me traiteriez de même et que me feriez la
faveur de m'envoyer le vôtre ; je vous somme de votre promesse et vous prie de me l'envoyer afin que je m'adresse à
lui quand vous manquerez de m'écrire, comme vous avez
fait depuis deux mois.

6 mai 1650.

Je ne fus jamais si empêché, comme je l'ai été dans l'at-
tente de vos lettres, *non solum mihi nervos restituisti, sed
etiam animam reddidisti.* J'ai enfin reçu la vôtre datée du
12 avril, laquelle ma consolé véritablement bien fort.

24 mai 1650.

Je vous prie de ne point oublier ni négliger le portrait
que vous me promettez de vous-même : ce n'est point pour
moi, c'est pour mes enfants qui vous honorent, comme je
fais ; ils sont d'assez bon naturel. Pour moi, je n'en ai pas
tant besoin présentement, d'autant que je vous vois d'ici, et
même je vous peindrais fort bien tel que vous étiez en 1642
si j'étais peintre. Je pense si souvent à vous, que je vous
vois à toute heure, et que je vous représente fort souvent
en mon esprit qui n'est pas fort subtil ; mais aussi ne faut-il
pas grande subtilité à être bon et fidèle ami, tel, que Dieu
aidant, je vous serai toute ma vie ; je sais bien que j'y suis
obligé.

21 juin 1650.

M. Ravaud, votre ami, qui vient de gagner ici un procès contre les libraires de la rue Saint-Jacques, en donnant caution, m'a prié de lui en servir, et je l'ai fait pour l'amour de vous, quoique je sache que le titre *De fidejussoribus* dans le droit est appelé le titre des sots. Il pourrait arriver qu'on me dira : *Fide data, præsto noxa est,* à quoi je répondrai qu'il faut faire pour son ami ce qu'on ne ferait pas pour personne autre.

30 septembre 1650.

Mais pour venir à la vôtre datée du 16 de septembre, je me plains seulement à vous pour le présent d'une chose : c'est qu'elle est trop courte. Vos lettres sont à mon endroit ce qu'étaient les oraisons de Démosthène à Cicéron, et celles de Cicéron à Pline le Jeune et à Quintilien, *optima quæ longissima.*

6 janvier 1654.

Dieu merci, voilà une belle étrenne et très-gracieuse, laquelle m'arrive de votre part ; c'est votre lettre sans date, mais pourtant nouvelle, que je reçois avec grande joie, *inter alia munera quæ tali die solent offerri.* Je suis très-aise que vous et toute votre famille soyez en parfaite santé ; *utinam perennet !* mais je m'étonne de quoi vous avisez de m'envoyer des présents de prunes de Brignolles, vous et Mademoiselle (¹) Spon, que je respecte très-fort à cause de vous, et que j'aime tant plus chèrement et tendrement, qu'elle me connaît comme si elle m'avait nourri. Oh ! que j'aurais été heureux si feu ma bonne mère, *optima sane mu-*

(¹) La femme mariée conservait encore, à cette époque, le titre de demoiselle.

lierum, avait eu autant d'esprit que mademoiselle votre femme ! J'aurais eu ma part de ce bon esprit, et aurais été déniaisé de bonne heure et de bonne sorte ; mais je n'ai point été si heureux : *non cuivis datum est habere nasum.*

Puissiez-vous vivre sans pierre, sans goutte et sans catarrhe, jusqu'à l'an 1709, afin de faire la centaine parfaite, et que vous voyiez dans votre famille toutes les bénédictions que Dieu a promises *diligentibus se !* Je fais part de mes vœux à Mademoiselle Spon, jusqu'à ce que j'aie le moyen de lui témoigner et de lui faire connaître par effet jusqu'à quel point je l'honore comme la meilleure femme de Lyon, et la fidèle compagne du meilleur ami que j'aie au monde.

26 décembre 1656.

Quand j'aurai reçu votre portrait, je ferai mes efforts de lui chercher quelque place honorable. Vous pouvez bien croire qu'il me sera très-cher : je tâcherai de ne vous mettre en pire compagnie que feu M. Naudé et Gassendi, dont le premier a été mon intime très-particulier trente-deux ans entiers, et l'autre y eût succédé s'il eût plus longtemps vécu.

Mars 1661.

J'apprends par la dernière que M. Barat m'a fait l'honneur de m'écrire que votre mal est augmenté, dont je suis bien fâché. Au nom de Dieu, pensez à vous et prévenez l'apoplexie qui vous menace par la saignée, laquelle est le plus sûr remède. Si votre sang vient une fois à s'échauffer, il gagnera le cerveau par un transport et l'étouffera, si vous ne vous servez de ce puissant remède contre la pléthore, laquelle trompe les plus fins. Pensez-y donc et faites à ma prière quelque chose pour votre santé, afin que nous puissions encore une fois nous revoir avant que de mourir.

Sans date, 1663.

Mon très-cher et précieux ami, je vous rends grâces très-humbles de votre dernière et belle lettre : plût à Dieu que je pusse vous en envoyer de pareilles de deçà, et qui donnassent autant de réjouissance et de satisfaction comme la vôtre m'en a donné, que j'ai relue plusieurs fois : *decies repetita placebunt*. Je vous remercie très-humblement de tous les soins que vous prenez pour moi, de toutes les peines que je vous donne pour mes petites curiosités qui font une partie de mon étude ou au moins de mon divertissement. Vous savez ce qu'a dit en pareil cas Pline : *maxima pars hominum amœnitatem in studiis quærit* ([1]).

Comme on vient de le voir, les vrais sentiments d'amitié de Gui Patin pour Ch. Spon se manifestent en toutes circonstances : à la simple idée de s'entretenir en particulier *remotis arbitris* ;... au sujet d'un avis sincère réclamé pour une œuvre projetée ;... où à propos d'un portrait... C'est toujours une affirmation de sentiments tels qu'il en peut exister entre des *frères germains et naturels*.

Dire du bien de son ami est la plus belle récompense tant il est heureux d'en trouver l'occasion... *languet amore*, pour un silence de deux mois.....; il y a du ton et du langage d'un dépit amoureux, des émotions qu'un amant éprouve pour celle dont il est

([1]) La dernière lettre imprimée de la correspondance avec Spon est du 18 avril 1664. Il est vraisemblable que d'autres lettres ont été perdues, puisque Spon survécut à Gui Patin et ne mourut qu'en 1684.

épris... Ce portrait auquel il ne tient que pour lui adresser des reproches, au lieu de l'original, n'est-ce pas à la fois la pensée la plus fine, le sentiment le plus gracieux et le plus délicat..... Une lettre *refait ses nerfs* et lui *rend la vie;* les plus longues sont les meilleures !...

Et ce n'est ni pathos ni fleurs de rhétorique : ses expressions sont charmantes dans leur simplicité ; c'est l'effusion du cœur qui conduit sa plume ; bien loin de chercher à définir l'amitié, c'est par l'expansion de ses sentiments qu'il la démontre.

Assurément, ces préoccupations, cette attention fixée sur tout ce qui peut intéresser son ami, sont tout à fait en dehors du principe : *Chacun pour soi,* dont Gui Patin avait pu être soupçonné. Toutes ces expressions d'un cœur aimant ne compensent-elles pas grandement et n'effacent-elles pas les petites taches que nous avons relevées dans son caractère ?

Parmi les lettres qui nous semblent les plus propres à dépeindre le côté moral de Gui Patin, il en est deux que nous avons distinguées entre beaucoup d'autres. L'une met en évidence les habiles et délicates ressources de son esprit ; l'autre expose de la manière la plus touchante sa résignation philosophique au coup le plus sensible dont son cœur paternel ait pu être touché.

La première, amenée par une boutade qu'il était

loin d'avoir provoquée, fera comprendre à quel degré de passion pouvaient s'élever alors les discussions sur les choses occultes.

Au commencement du xviie siècle, les progrès de la science et de la raison secouaient déjà efficacement les croyances superstitieuses dont l'époque de Henri III avait donné tant d'exemples. Mais il est écrit que ces croyances au surnaturel auront toujours des partisans, parce qu'il y aura toujours des esprits faibles. Notre xixe siècle lui-même n'a-t-il pas encore des cabinets de cartomanciens, de somnambules ?

'En 1631, Gui Patin était au début de sa carrière médicale : il avait 30 ans. Sa passion de bibliophile le possédait déjà et il faisait collection de toutes les thèses de la Faculté de Paris qui avaient précédé son époque. A cet effet, il était entré en relation avec les praticiens de Troyes.

Les passages suivants démontrent que des médecins de valeur avaient encore foi alors dans les qualités occultes des médicaments. Au sujet d'une fièvre contagieuse qui régnait à Paris, il écrit à Belin :

Pour tout antidote, je m'en fie après la grâce de Dieu, qui assiste toujours ceux qui servent le public, à n'être ni pléthorique, ni cacochyme, n'y à faire aucun excès, et ne crois non plus à la thériaque, mithridate, alkermès, hyacinthe, bézoard, corne de licorne, qu'à des cornes de bœuf, *cum ficta illa remedia, cum suis occultis qualitatibus (quæ re vera nullæ sunt) nulla virtute magis polleant quam ægrorum loculos exhauriendi, ut pharmacopœos ditent. Sed de hac re plura alias.* Si vous désirez que je vous en dise davantage sur quelque point particulier, mandez-le-moi, je suis tout prêt, *et tam in promptu, omnium Arabum in hoc casu doctrinam repellere.*

Cette profession de foi lui valut une réponse restée inconnue, mais dont la lettre suivante donne une idée :

Quant aux qualités occultes et à votre lecture de Fernel, Fracastor, Puteanus et autres, que vous me mandez avoir lus, je ne doute nullement de votre croyance ni de votre capacité ; si j'ai parlé contre ces qualités supposées, j'ai cru le devoir faire, *tanquam in figmenta vanissima,* sans néanmoins avoir eu aucun désir, *nec verbo, nec scripto, lædere quemquam, multo minus virum eruditissimum et amicissimum cujus doctrinam veneror et suspicio.* Je serais très-marri de vous avoir offensé, et ne pense point l'avoir fait. Je ne crois point aux qualités occultes en médecine, et pense que vous n'y en croyez guère plus que moi, quoi qu'en aient dit Fernel et d'autres, de qui toutes les paroles ne sont point mot d'Évangile. Je les puis détruire par plus de cinquante passages d'Hippocrate et de Galien à point nommé, et par l'expérience même, qui témoigne que ce sont bourdes que tout ce que les Arabes en ont dit ; même leur chef Avicenne en a reconnu la vanité, disant que *proprietates illæ occultæ sunt figmento persimiles, et commentum hominum ab innumeris quæstionibus sese illarum præsidio revelantium.* En notre religion chrétienne, je crois comme nous devons croire, beaucoup de choses que nous ne voyons point, *quæque sub sensum non cadunt,* mais c'est par le moyen de la foi, qui nous y oblige, *et quæ est rerum non apparentum;* mais en fait de médecine, je ne crois que ce que je vois, *et, ut ait ille Plautinus, manus nostræ sunt oculatæ, credunt quod vident.* Fernel était un grand homme, mais ses arguments pour telles qualités ne sont point des démonstrations mathématiques. Je l'estime le plus savant et le plus poli des modernes ; mais comme il n'a pas tout dit, aussi n'a-t-il pas dit vrai en ce qu'il a écrit, et si le bonhomme, qui est mort trop tôt à notre grand détriment, eût vécu davantage, il eût bien changé des choses à ses œuvres, et principalement en ce point-là ; ce que je ne dis pas de moi, mais de sa vie propre que j'ai céans manuscrite, qui m'apprend beaucoup de choses de cet excellent homme, *qui et in alliis non leviter lapsus est.* Quant à ce que vous me demandez, que vous priez de croire que *sus nunquam Minervam docebit,* je vous reconnais en cela passionné, qui en venez jusqu'aux injures ; ce n'a point été mon intention de vous offenser, et sais bien que je ne l'ai point fait ; combien que je ne me souvienne qu'à peine de ce que j'ai mis dans ma lettre, en ayant écrit quantité d'autres depuis, et me l'étant dictée, *currente calamo.* Je vous ai répondu brièvement et librement à la vôtre, *absque ullo convicio ;* je n'y ai taxé personne, si ce n'est quelque ignorant barbier ou charlatan, tant s'en faut que vous ayez occasion de vous en fâcher. Je fais bien autre état de vous, et ne vous puis encore assez priser pour votre mérite : *si liberius forte loquutus sim, adversus impostores qui artis nostræ veritati et dignitati imponunt, detur, quæso, hæc licencia philosophicæ libertati et animo veritatis studioso.* Ne croyez pas pour cela que je vous méprise, je vous tiens pour Minerve et au delà ; mais j'ai de quoi montrer (*absque jactantia dixerim*) que je ne suis point du tout dépourvu de ses faveurs, après l'huile que j'y ai usée, et une bonne partie de ma santé que j'y ai prodiguée. Je vous tiendrai toujours néanmoins pour mon maître, et réputerai à grande faveur d'apprendre de vous, pourvu que ce soit sans ces mots odieux, *sus Minervam,* qui sont tout à fait indignes, à mon jugement, d'être proférés entre deux amis de l'un à l'autre.

Quant à vos autres mots, ce que vous en avez écrit, ç'a été *discendi potius quam disputandi animo,* je vous assure que je me soumets tout à fait à votre censure ; et tant s'en faut que je veuille disputer, que je ne désire qu'apprendre. Je ne me suis point mêlé de faire le maître envers vous, mais j'ai peur que vous n'ayez bien conçu le sens de ma lettre, la lisant avec passion et en colère. Je ne crois pas vous avoir offensé, et si je l'ai fait, ç'a été par imprudence, c'est pourquoi je vous prie de m'en excuser.

Cette lettre nous paraît admirable. Le jeune homme répond à une injure qui, sans motif plausible, lui est adressée par un homme d'âge mûr. Il y répond avec une modération et une humilité qui étonnent, mais aussi avec fermeté et dignité.

Je ne crois point aux qualités occultes en médecine et pense que vous n'y en croyez guère plus que moi.

Et il termine sa lettre par cette représaille pleine de finesse :

Je vous envoie une thèse de médecine, non pas pour dire comme vous, *ut sus Minervam doceat,* mais pour vous faire connaître ce que je pense de la maladie de laquelle elle traite, et pour vous prier de croire que je suis et serai à jamais, monsieur, votre très-humble et affectionné serviteur.

Que de belles choses et quelle saine raison dans cette lettre ; et que Belin dut avoir honte de sa fougue !... Aussi une troisième lettre prouve qu'il en fit amende honorable :

Ma pensée de votre colère était fondée sur ces mots:

Numquam sus Minervam docebit, lesquels me semblaient injurieux en quelque façon, *quocumque sensu acciperentur:* mais je vois bien, et j'ai bien cru, par ci-devant, que ce n'était non plus votre dessein que mon désir, c'est pourquoi à cela près nous demeurerons, s'il vous plaît, en bonne intelligence, *amoto omni fuco et omni subdola cavillatione.*

Ce conflit n'eut pas de suite : les intérêts respectifs des deux bibliophiles devaient rendre leurs attaches durables.

En 1649, il revient sur ce sujet avec Ch. Spon, à propos des remèdes soi-disant anti-épileptiques. Après lui avoir exposé les mêmes idées, il termine ainsi :

Prenez donc en gré ma bonne volonté, et jugez sincèrement de mon avis, comme je le soumets sincèrement et humblement à votre censure. *Candidus imperti meliora, vel utere nostris.* Gardez-vous bien de me prendre pour un glorieux ni pour un obstiné; je ne suis ni l'un ni l'autre, je n'ai envie que d'apprendre et de profiter. Je ne prends nulle part au distique de Martial, qui n'a pas assez vraiment dit :

> *Aurum et opes et rura, frequens donabit amicus;*
> *Qui volet ingenio cedere, rarus erit.*

C'est tout au contraire de moi, je suis tout prêt d'apprendre ; faites donc et que je vous aie cette obligation après tant d'autres dont je vous demeurerai éternellement obligé, afin que j'amende mon ignorance par votre charité.

La mesure qu'il met dans ses paroles et les précautions dont il les entoure portent à croire que, pour lui, après vingt années d'intervalle, le souvenir de la susceptibilité de Belin n'était pas encore effacé.

La seconde lettre est le tableau des agitations douloureuses qu'entraîna pour lui le malheur le plus imprévu qui pût atteindre sa famille.

Gu. Patin avait deux fils ; l'un, sa vie et son orgueil, Charles Patin, avocat, docteur en médecine, fut en même temps un littérateur et un numismate de premier ordre. Libre penseur, comme son père, il s'attira les violences du despotisme de son temps, et dut mourir en exil.

La lettre suivante est l'une de celles où le malheureux père se laisse aller aux détails émouvants de cette affreuse disgrâce.

A Falconnet, 7 mars 1668.

Je vous écrivis dernièrement touchant l'affaire de mon fils, à laquelle je m'attendois que la connoissance de la vérité et le secours de nos bons amis pourroient remédier ; mais l'espérance, selon le sentiment de Sénèque, est *le songe d'un homme qui veille*. Néanmoins, puisqu'elle est une vertu, je ne la voulois pas abandonner, quoi qu'il en dût arriver, car il est permis même aux plus méchants de songer et de se tromper. Tout le monde le plaint, personne ne l'accuse, et hors de quelques libraires, il est aimé de tout le monde. Cependant il est absent et nous l'avons obligé de s'y résoudre malgré sa stoïcité. Il avoit toujours espéré que la justice du Roi s'étendroit jusqu'à lui, mais nos ennemis ont eu trop de crédit. Cependant pour adoucir notre plaie, on dit : 1° que c'est par contumace que son procès lui a été fait, comme à un homme absent qui n'a pu se défendre ; 2° que ç'a été par commission souveraine et particulière sans droit d'appel, ce qui est extraordinaire et marque d'autant plus le dessein qu'on avoit de le perdre ; 3° que la plupart des juges ont reçu des lettres de cachet et de recommandation sur ce qu'on avoit besoin d'un exemple. Mais à quoi peut servir cet exemple ? Est-ce que, tandis que les Hollandois et autres impriment des livres d'histoire, et principalement de la nôtre, dont les auteurs sont à Paris, on pourra ôter aux particuliers l'envie et la curiosité de lire ces nouveautés ? 4° On allègue que c'est un homme de grand crédit, qui étoit notre partie secrète, qui poussoit à la roue et qui briguoit contre nous, parce qu'on a trouvé parmi ces livres quelque volumes du factum de M. Fouquet et de l'histoire de l'entreprise de Gigéri. Que ne punissent-ils donc les auteurs de ces livres ? Que n'en empêchent-ils l'impression en Hollande, ou que l'on n'en apporte en France ? Tous ces livres et d'autres pareils ont été vendus à Paris par les libraires au Palais et à la rue Saint-Jacques. C'est faire venir l'envie de voir ces livres que l'on veut supprimer et cacher avec tant de rigueur. Je m'en rapporte à ce qu'en dit Tacite dans ses *Annales,* livre IV, chapitre 34, en parlant de *Cremutius Cordus.* C'est donc à bon droit que tant de gens demandent ce que Juvénal a dit quelque part de Séjan : *Sed quo cecidit sub crimine ?* où est ce grand crime ? qu'a fait cet homme pour être si injustement traité ? On a nommé trois livres, savoir : un plein d'impiété ; c'est un livre huguenot intitulé : *l'Anatomie de la messe,* par Pierre Dumoulin, ministre de Charenton; comme si l'Inquisition étoit en France ; c'est un livre de six sous. Paris est plein de tels livres, et il n'y a guère de bibliothèques où l'on n'en trouve et même chez les moines ; il y a liberté de conscience en France et les libraires en vendent tous les jours. Il est même permis à un homme de changer de religion et de se faire huguenot, s'il veut, et il ne sera pas permis à un homme d'étude d'avoir un livre de cette sorte, car il n'en avoit qu'un seul exemplaire. Le second étoit un livre, à ce qu'ils disent, contre le service du Roi ; c'est le *Bouclier d'État*, qui s'est vendu dans le Palais publiquement, et auquel on imprime ici deux réponses. Le troisième est l'*Histoire galante de la Cour*, qui sont de petits libelles plus dignes de mépris que de colère. Je pense que ces trois livres ne sont qu'un prétexte, et qu'il y a quelque partie secrète qui en veut à mon fils et qui est la cause de notre malheur. J'espère que Dieu, le temps et la philosophie nous délivreront et nous mettront en repos ; et en attendant, Seigneur Dieu, donnez-nous patience. Il faut être en ce monde enclume ou marteau. Je ne me suis jamais donné grand souci ; mais en voici bien tout d'un coup à mon âge de soixante-sept ans. Il faut supporter patiemment ce à quoi on ne peut apporter aucun remède. Enfin, Dieu l'a voulu ainsi.

L'humiliant échec de 1666 que Gui Patin avait dû subir après trente ans de luttes, souvent triomphales, toujours passionnées ;... les cuisantes déceptions que lui amenèrent, en 1670, les prévarications et la mort de son fils Robert ;..... enfin, la désespérance de revoir près de lui son cher *Carolus* ;..... toutes ces causes déprimantes portèrent atteinte à son énergie morale et à sa forte constitution. Il mourut deux ans après son fils Robert.

ÉPILOGUE

Les opinions et les jugements formulés sur la moralité de Gui Patin sont assez contradictoires. Chacun l'estimant à son point de vue, le plus grand nombre a reconnu en lui le philosophe au cœur chaud, d'une conscience intègre, soumis à la règle des devoirs envers la société, l'honnête homme, en un mot. D'autres n'y ont vu qu'une espèce de satan-bouffon, un railleur impie, indigne de toute attention, de toute créance.

Autant les principes de Gui Patin sont arrêtés et exclusifs en médecine, autant ses idées métaphysiques sont vagues : on peut le croire sceptique.

Quant à sa morale, nous la tenons pour irréprochable. S'il n'a pas la foi du chrétien, il en a la charité.

Sa philosophie ne procède ni du système ni de la théorie ; elle est toute pratique : l'indépendance de son caractère en fait tout le fondement.

On a voulu distinguer en lui le libre penseur du libre causeur...; il est l'un et l'autre.

Quelle que soit la fougue qui l'entraîne dans l'expression de ses sentiments, jamais elle ne l'écarte des principes de la stricte morale. Ennemi de l'intrigue, de l'hypocrisie, du mensonge, son indignation et sa colère ne s'animent qu'en regard de ces vices.

Sa haine prononcée contre le fanatisme, les préjugés et les superstitions, l'a fait passer pour être très-peu orthodoxe en religion. Il est certain qu'en plusieurs endroits de ses lettres il semble goûter les doctrines de *la réforme*; il parle souvent à Spon et à Falconnet des intérêts de la *petite Paroisse*.

Pour lui, *l'orthodoxie du bon sens* est de ne croire qu'à ce que la raison ne réprouve pas. De là, le fondement de ses attaques contre quelques principes religieux, contre les priviléges sacerdotaux, contre l'ultramontanisme, contre les moines, et surtout contre l'*agmen nigrum Loyolaticum*.

En somme, il s'en prend plus à la forme qu'au fond, et affirme son spiritualisme dans plus d'une circonstance. Mais, les combinaisons métaphysiques de ce spiritualisme, pour expliquer Dieu, aboutissant à l'incompréhensible, dans un moment de suprême dépit, en face du triomphe des méchants, il pousse cette magnifique exclamation : *Je perds pied dans les abîmes de la Providence !...* Précurseur de Voltaire, il est théiste comme lui.

Nous l'avons vu exprimer son sentiment sur les causes occultes, surnaturelles, inaccessibles à la raison. Ces mêmes principes le guident et le dominent en regard du catholicisme. Il était de l'époque où Molière écrivait son *Tartuffe*, où la corruption des moines et du clergé excitait souvent la réprobation du public (¹).

Gui Patin n'est pas catholique croyant, ni pratiquant. Mais, il est loin de répudier les principes du christianisme, fondement de la vraie morale.

Voici *son Credo religieux :*

Je ne crois ni ne croirai, ni en possession, ni en sorciers, ni en miracles, que je ne les voie et les discerne. Je crois tout ce qui est dans le Nouveau Testament, comme article de foi, mais je ne donnerai pas telle autorité à toute la légende des moines, *fabulosis et commentitiis narrationibus Loyolitarum,* qui, dans leurs romans qu'ils nous envoient des Indes, disent des choses aussi impertinentes et aussi peu vraies que les fables d'Ésope. Vous diriez que ces gens-là ne travaillent qu'à infatuer le monde ; il est vrai que si nous étions tous bien sages, ces maîtres pharisiens du christianisme seraient en danger de bientôt mourir de faim. *Credo*

(¹) Soyons respectables, a dit Massillon, et nous serons respectés ; honorons notre ministère, et il sera honoré.

in Deum Christum crucifixum, etc., *de minimis non curat prætor*. Le mensonge est une chose horrible et indigne tout à fait d'un honnête homme ; mais c'est encore pis que tout cela, quand il est employé et mêlé dans les affaires de la religion. *Christus ipse, qui veritas est, non indiget mendacio*. Je ne saurais goûter les puantes faussetés que les moines débitent par le monde pour autoriser leur cabale, et m'étonne fort, *imo serio irascor*, de ce qu'ils ont tant de crédit. *Nocturnos lemures, portentaque Thessala, suaviter rideo, sed tacitus*.

Son *scepticisme religieux* :

Le père Petau est ici mort le mercredi 11 de décembre, à onze heures du soir. L'on me mande que M. Saumaise est aussi fort malade à Leyde, et peut-être est-il mort ; mais néanmoins ils ne se rencontreront point en chemin, après qu'ils auront passé le guichet de la mort, *ubi se via findit in ambas :* le loyolite ira d'un côté, le calviniste de l'autre, et le faut croire ainsi sous peine d'être damné à cinq cents légions de diables.

Nous aurions pu être tenté, sinon d'envisager les facultés encyclopédiques de Gui Patin, au moins de hasarder une opinion sur sa valeur comme écrivain. Mais ici même surgit une fort délicate question de compétence, au-dessus de notre portée. Un simple passage de la notice de Réveillé Parise nous paraît résumer cette question, d'une manière si brillante, que le lecteur gagnera à ce que nous la mettions à profit :

« Quand un livre a reçu l'empreinte profonde des

passions de l'époque où il a été conçu, il offre toujours un intérêt puissant qui le fait vivre ; bien plus encore quand le style ou la forme met parfaitement en relief les pensées de l'auteur. Or, les lettres dont il s'agit réunissent au plus haut degré ces deux avantages ; tout y est présenté sous les aspects les plus divers, tantôt graves et sérieux, tantôt plaisants et légers... Dès le commencement, on s'aperçoit que tout coule de source et d'abondance ; rien de cherché, rien d'apprêté, rien qui sente l'effort ; point d'oripeaux à effet et brillantés, Gui Patin est toujours original, toujours naturel ; loin d'être un artiste en phrases, occupé de ce fard de style d'un auteur de profession, on trouve en lui un homme à libres allures, disant fièrement et hautement ce qu'il pense. Peu d'écrivains ont mieux su, comme on l'a dit, darder sa pensée et l'enfoncer dans l'attention. On se représente toujours, depuis Molière, un médecin de cette époque comme un pédant roide et gourmé, écrivant en style Purgon, toujours prêt à cracher du grec et du latin : eh bien, qu'on lise ces lettres, et l'on sera pleinement détrompé. Certes, le lieu commun, ce signe évident de servitude intellectuelle, en est sévèrement banni ; tout est facile, spontané, fécond et varié. L'auteur prend aisément tous les tons, depuis le plus grave jusqu'au plus enjoué, depuis le rire amer et sardonique du philosophe chagrin, jusqu'à la cynique jovialité de Rabelais. Selon le goût du temps, à l'exemple de Montaigne, de Charron, de Pasquier, etc., les lettres de Gui Patin sont coupées de citations latines ; mais ces phrases d'un autre idiome, loin de rendre le style moins vif, lui donnent au contraire le nerf et le piquant de la variété, comme une saveur des écrivains du XVIᵉ siècle. »

Nancy, impr. Berger-Levrault et Cᵢₑ.

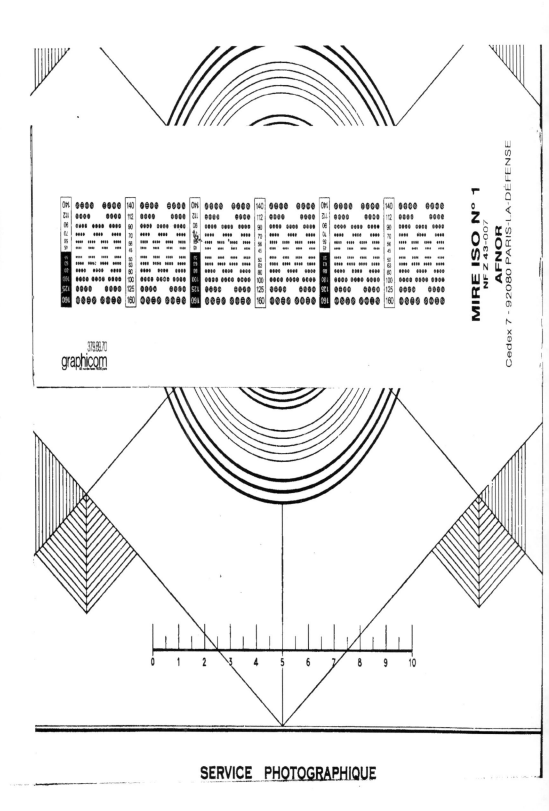